糖尿病的饮食治疗

（第2版）

◆ 冯正仪　陈衔城　编著

復旦大學 出版社

图书在版编目(CIP)数据

糖尿病的饮食治疗/冯正仪,陈衍城编著. —2 版. —上海:复旦大学出版社,
2002.1(2013.10 重印)
ISBN 978-7-309-05969-4

Ⅰ. 糖… Ⅱ.①冯…②陈… Ⅲ. 糖尿病-食物疗法 Ⅳ. R247.1

中国版本图书馆 CIP 数据核字(2008)第 035823 号

糖尿病的饮食治疗(第二版)
冯正仪　陈衍城　编著
责任编辑/宫建平

复旦大学出版社有限公司出版发行
上海市国权路 579 号　邮编:200433
网址:fupnet@fudanpress.com　http://www.fudanpress.com
门市零售:86-21-65642857　　团体订购:86-21-65118853
外埠邮购:86-21-65109143
上海肖华印务有限公司

开本 850×1168　1/32　印张 3.875　字数 104 千
2013 年 10 月第 2 版第 3 次印刷
印数 8 101—9 200

ISBN 978-7-309-05969-4/R·641
定价:12.00 元

再版前言

　　《糖尿病的饮食治疗》自 1999 年 11 月第 1 版出版以来,已成为广大医务人员和糖尿病患者合理配制食谱和认识饮食误区的参考书,也为健康人保持正常体重和老年人降低血脂所用。为了便于广大读者更好掌握饮食治疗方法,我们在再版时对部分内容进行了删略和更动,如将原来的食品交换转盘简化为食品图,使配制食谱的第四步(选食物)的操作更形象直观、更简明方便;介绍了 2001 年 7 月公布的中国人体重指数的新建议,对估算糖尿病患者的体重具有指导意义。

　　本次修订中错漏之处仍难避免,祈求广大读者指正。

冯正仪

2001 年 10 月

前　言

随着经济发展、生活水平的提高,人们的饮食结构发生改变,造成营养过剩。都市化、工业化的生活方式带来生活节奏加快、运动减少以及人口老龄化等因素,导致糖尿病发病率不断上升。我国糖尿病病人已达 **2 000** 万~**3 000** 万,上海约有 **20** 万。糖尿病的发病率正以每年 **0.1%** 的惊人速度递增。糖尿病是终身性疾病,伴有许多影响健康甚至危及生命的并发症,其发病率是继肿瘤、心脑血管疾病之后居第 **3** 位的慢性非传染性疾病。对糖尿病的防治必须采取综合疗法,其中最基本的措施是饮食治疗。所有的糖尿病病人都必须严格执行,终身坚持。

本书介绍饮食治疗的一种方法——食品交换法。此方法始于美国,在国外已普遍应用。但我国糖尿病病人对其了解甚少,应用者更少。本书从食品交换法的内容、方法、数据及应用等方面进行了介绍。在内容上,力求结合国情讲述饮食结构,列举菜肴和食谱,供读者参考,而且针对病人对饮食治疗的错误认识,用通俗易懂的语言引导病人走出误区。在方法上,把配制食谱的方法归纳为易学易用的四步操作。在数据上,采用 **1995** 年国家自然科学基金资助的研究项目《食物成分表》进行换算。我们希望通过本书达到帮助糖尿病病人学会自行配制食谱的目的,使糖尿病病人既控制疾病,又能在日常生活中得到与健康人一样的饮食享受,提高生活质量,并延年益寿。

本书得到糖尿病学专家沙松林教授和营养学专家郭红卫教授的指导,陈衔城教授设计食品交换转盘,吴劲松讲师配合制作,丁石藤教授制作多媒体软件,刘华晔协助配制食谱和计算食物成分,糜琛蓉承担食品摄影,还有胡雁、陈宏、吴莎、王晋伦、陆冬梅、胡振娟和王艳配合工作,在此深表谢意。

冯正仪

1999 年 8 月

目　　录

1

第一章

饮食治疗的原则

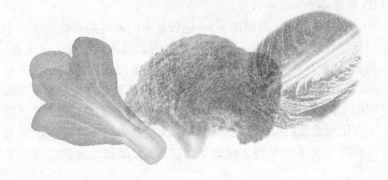

一、饮食治疗的目的

糖尿病饮食治疗的目的是控制血糖,控制血脂,保持标准体重,预防并发症和提高整体健康水平。实际上,30%的成年糖尿病病人只需要通过饮食治疗,即可控制病情,不必服用药物。而需要药物治疗的糖尿病病人,如果忽视饮食治疗,即使药物治疗也难奏效。

二、饮食治疗的核心

饮食治疗,即医学营养疗法,又称合理饮食(rational diet)或平衡饮食(balanced diet),指全面达到营养供给量的饮食。这种饮食包括"量"和"质"两个方面的概念。第一是饮食治疗的"量",也就是控制饮食摄入的总热量,保证病人每日从饮食中得到的热量达到生理需要量,以保持标准体重。第二是饮食治疗的"质",也就是达到合理营养的饮食结构,既保证病人得到生理需要的各种营养素,又保持它们之间的平衡。这两者是饮食治疗的核心,通俗讲,就是给予足够的营养。

在控制总热量的前提下,一定数量不同种类的食物能使其中的营养成分互补,而且它们之间的比例必须达到生理上的平衡。例如,三大产热营养素——碳水化合物、蛋白质与脂肪比例的平衡,可消化碳水化合物与纤维素之间的平衡,蛋白质中必需氨基酸间的平衡,饱和与不饱和脂肪酸之间的平衡,热能消耗量与在代谢上有密切关系的维生素之间的平衡,无机盐中钙与磷的平衡,成酸性食物与成碱性食物之间的平衡以及动、植物性食物之间的平衡等。

饮食计划应该种类多样、数量限定、比例恰当。没有一种天然食物含有所有的营养素,也没有任何单一的营养素具有全面的营养功能,所以,应该样样都吃,不偏食、不挑食,而且要计量。否则,很容易引起营养失调,加重糖尿病病情,或出现许多并发症。

各国或各学术团体建议的标准各有不同,有的差别很大。本书是根据最近几年的研究进展编写的,所介绍的食物成分是根据1995 年国家自然科学基金资助的研究项目《食物成分表》进行换算。

(一) 饮食治疗的"量"——控制饮食摄入的总热量

每日饮食摄入的总热量应该控制,但不是饥饿疗法。既要考虑减轻胰岛 β 细胞的负担,又要保证机体代谢和正常生长发育的需要,保持体重在标准体重的 ±10% 之间,如达到 ±5% 则更好。因此,肥胖和超重者的总热量要减少,消瘦和过轻者的总热量要增多;体力劳动强度增加,热量也相应增加。此外,儿童、孕妇、哺乳期妇女、营养不良和消耗性疾病者的总热量也要增加。每日饮食总热量是由标准体重、体型、体力活动强度、年龄和性别等因素所决定的。

(二) 饮食治疗的"质"——达到合理营养的饮食结构

人们对糖尿病病人三大产热营养素的需要量有一个认识过程。20 世纪 20 年代以前提倡饥饿疗法,以后逐渐从高脂肪、低碳水化合物转为低脂肪、高碳水化合物的饮食结构(表 1-1)。

表 1-1　对糖尿病病人饮食结构的认识史

年　份	热　量　分　配(%)		
	碳水化合物	蛋　白　质	脂　　肪
1921 年以前	饥饿饮食		
1921	20	10	70
1950	40	20	40
1971	45	20	35
1986	60	12～20	<30
1994	*	10～20	*#

* 根据营养评估和活动目标而定;# 来自饱和脂肪酸的热量应 <10%

不同国家糖尿病的发病率与饮食结构有关。西方发达国家的饮食结构是"三高一低",即高热量、高脂肪、高蛋白和低纤维素,故糖尿病发病率高且病情严重;发展中国家则反之。由此可见,强调以植物性食物为主,动物性食物为辅;精细搭配,以粗为主的饮食方式有利于抑制该病的发生与发展。

如何根据饮食结构中对三大产热营养素——碳水化合物、蛋白质和脂肪,"三大素"——纤维素、维生素、无机盐和微量元素的需要量来合理选择食物呢?

1. 碳水化合物

(1)需要量:碳水化合物在饮食总热量中应占55%～65%。目前国内外的观点是,在总热量不变的前提下,宜采用高碳水化合物饮食,相对减少脂肪、蛋白质的量。

(2)食物的选择:

1)以谷类为主食:谷类是最基本的,可占碳水化合物总量的2/3。鼓励食用高纤维素的缓慢型碳水化合物,也称低反应型碳水化合物,即粗制米、面和一定量的杂粮。

2)补充水果、薯等根茎类和疏菜等。

3)少食单糖类食物,如蔗糖、蜜糖、各种糖果、甜糕点、果酱、冰淇淋、软饮料等。如果食用,只能少量,且必须同时食用高纤维素食物,不使餐后血糖迅速上升。

2. 蛋白质

(1)需要量:蛋白质在饮食总热量中应占12%～20%。成年人饮食中蛋白质含量为每日0.8～1.2克/千克体重,平均约1.0克/千克体重。儿童、孕妇、哺乳期妇女、营养不良和消耗性疾病者可酌情增加蛋白质的量,肝、肾功能减退者可给予优质低蛋白饮食。

(2)食物的选择:

1)动物性食物:含动物性蛋白质,如畜(猪、羊、牛)、禽、蛋、水产品等食物的蛋白质含量多,且含有所有的必需氨基酸(对成人有8种,对婴儿还需增加组氨酸),消化吸收率高,因此营养价值高,称优质蛋白质。

2)植物性食物:含植物性蛋白质。

a. 谷类食物:虽然其蛋白质中赖氨酸含量较低,其营养价值低于动物性食物,但我国膳食以谷类为主食,因此谷类蛋白质已成为摄取蛋白质的一个重要来源。

b. 豆类食物:其蛋白质含量高于谷类,其中黄豆可高达35.1%,也属优质蛋白质。

合理的蛋白质摄取应为混合膳食,即动物性蛋白质与植物性蛋白质的比例为1:1或1:2为宜,以保证必需氨基酸的需要。因为食物蛋白质中的氨基酸比例各不相同,混合膳食才能使食物蛋白质之间相对不足的氨基酸得以互相补偿,氨基酸的比例更接近人体需要的模式,从而提高蛋白质的营养价值(生物价)。

3. 脂肪

(1) 需要量:脂肪在饮食总热量中宜占20%~25%,不超过30%。成年人饮食中脂肪含量为0.6~1.0克/千克体重,平均约0.8克/千克体重。其中来自饱和脂肪酸的热量不超过总热量的10%,即不超过脂肪产热量的1/3,其余2/3由多不饱和脂肪酸及单不饱和脂肪酸提供。多不饱和脂肪酸产生的热量并不是越多越好,也不应超过10%。脂肪总量每日<50克为低脂饮食(每日>100克为高脂饮食),胆固醇以每日<300毫克为宜。

肥胖者为减轻体重,应取低脂饮食(每日<50克)。其中饱和脂肪酸、不饱和脂肪酸的比例为1:2,或饱和、单不饱和、多不饱和脂肪酸的比例为1:1:1,胆固醇每日<300毫克为宜。对血胆固醇增高的病人,总脂肪量应≤30%,饱和脂肪酸应<7%,胆固醇每日<200毫克。如果三酰甘油(甘油三酯)和胆固醇均增高,总脂肪量应≤30%,而且增加单不饱和脂肪酸的比例,使饱和、单不饱和、多不饱和脂肪酸的比例为1:2:1。

(2) 食物的选择:

1) 动物性食物:

a. 肉类食品中首选水产品类,因动物性食物中脂肪含量从低至高依次为水产品、禽、蛋、牛、羊、猪肉。应少吃蛋黄、动物内脏等,因其胆固醇含量高。

b. 尽可能食用脱脂奶。

c. 避免食用动物油。

2）植物性食物：

a. 用豆油、玉米油、麻油等植物油代替动物油作烹调油。

b. 少食花生、核桃、瓜子等坚果和果仁,因其脂肪含量高。

c. 谷类、水果、蔬菜的含脂量很低。

4. 纤维素（又称膳食纤维、粗纤维）

（1）需要量：宜适当增加纤维素的摄入量。

（2）食物的选择：

1）提倡以麦麸、荞麦面、燕麦片、玉米等粗杂粮代替细粮。

2）多食蔬菜、海藻、杂豆。

5. 维生素

（1）需要量：维生素是人体所必需的一类有机营养素,不产热,不能在体内经自身的同化作用合成,必须从食物中摄取,只需少量即能满足生理需要。

根据维生素的溶解性,可分为脂溶性和水溶性两大类。前者包括维生素 A、D、E、K 等,后者包括 B 族维生素和维生素 C。不合理饮食可导致某种维生素的原发性缺乏;脂肪消化吸收障碍时会影响脂溶性维生素的吸收;肝功能减退会使某些维生素发生贮存功能障碍;生食鱼类和软体动物会使某种维生素在体内破坏加速;婴幼儿、孕妇、哺乳期妇女等特殊生理状况对某些维生素的需要量增加;甲状腺功能亢进病人的物质和能量代谢亢进,与热能摄入总量成正比的某种维生素的需要量也增加;加工烹调过程中常使水溶性维生素被破坏和损失等等。以上情况都需要补充维生素。

（2）食物选择：维生素广泛存在于天然食物中,如新鲜蔬菜、水果、动物和植物性食物含有各种维生素。

6. 无机盐和微量元素

（1）需要量：无机盐和微量元素也是维持生命必不可少的物质。人体中的各种元素,除碳、氢、氧和氮主要以有机化合物的形式出现外,其余元素统称为无机盐,其中含量较多的有钙、镁,其次有铁、锌、硒等。含量极少的称为微量元素。无机盐不产热,不能在体内合成,也不会在体内代谢过程中消失,但每天都有一定数量的无机盐排出体外。近年研究认为,糖尿病病人往往缺乏某种无机盐和微量元素,因而鼓励糖尿病病人多摄入含微量元素(如矾、铬、锌、硒)和无机盐(如镁)的食物,尤其对高龄病人。但盲目补充各种各样的无机盐和微量元素是不必要的。因为无机盐和微量元素在食物中分布很广,一般都能满足机体的需要,目前无确凿证据认为,在饮食摄入适当的情况下还需额外补充。以实用营养学的观点看,比较容易缺乏的无机盐只有钙和铁。

(2) 食物选择:无机盐广泛存在于各种天然食物中,如动物、植物性食物和乳类。钙和铁的最好来源分别是乳类、肉类(动物肝脏、动物血、肉类中的红肉),其含量丰富,且吸收率高。

综上所述,三大产热营养素应在饮食中所占的百分比分别为:碳水化合物55%～65%,蛋白质12%～20%,脂肪20%～25%,不超过30%;应适当增加纤维素的摄入量;维生素、无机盐和微量元素均为人体必不可少的营养素。

三、饮食治疗的个体化

把握饮食疗法的"量"和"质",既要有原则性,又要有灵活性,共性要与个性相结合,要根据每个人的病情、疾病的不同阶段、不同的并发症、药物治疗情况、生活方式和饮食习惯等,具体情况作具体分析,以区别对待,充分体现饮食疗法的个体化。

(一) 饮食治疗前的准备

首先要了解病人的饮食情况和习惯爱好。如6类食物的进食量,每日饭量,三餐食物种类的比例,是否吃水果,肉类食物中爱好鱼还是鸡,吃牛奶或豆奶,还是都不吃,烹调用油量,是否喜甜食,喜欢吃什么蔬菜,常在家中还是在食堂进餐等。

根据病人饮食习惯配制食谱,使病人容易接受,并配合治疗,主动参与。从病人的饮食习惯中找出不妥当之处,如烹调用油太多、嗜甜食或不定时进餐等,针对各人的问题,作不同的健康指导。三餐热量分配可按 1/5:2/5:2/5,四餐分配可按 1/7:2/7:2/7:2/7。

(二) 饮食治疗过程中的调整

食谱必须按实际情况和效果作必要调整,肥胖的Ⅱ型糖尿病病人如每日摄入总热量与靶目标数相差甚远,可根据肥胖程度和病人的接受能力逐渐减少每日摄入总热量,这样能防止减量过程中发生低血糖,使体重逐渐下降。即使未达到标准体重,也可改善胰岛 β 细胞的功能,增加靶细胞对胰岛素的敏感性,使糖代谢逐渐转为正常。又如消瘦者,随体重增加,食谱也应作适当调整,以免超过标准。用口服降糖药和胰岛素治疗后,食谱应按血糖水平的改变作适当调整,但不宜因降糖药剂量过大而放开饮食和增加饮食总热量。

(三) 效果的评估

经常评估实际效果是非常重要的。评估内容包括:① 理想的血糖水平;② 血脂正常;③ 体重维持在标准体重的 ±10% 范围内;④ 血压正常;⑤ 症状减轻,即"三多一少"症状缓解,蛋白尿减少等。

第二章

饮食治疗的方法
——食品交换法

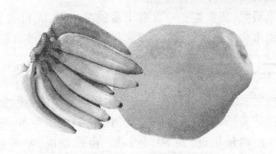

食品交换法是指根据各种食物所含的主要营养素、产生的总热量和食物重量三者内在联系的规律性,简易地计算产生相同热量的不同食物的重量,用于营养素相似的同类食物的互相交换,调整食谱,满足身体对热量和营养素的需求,达到对糖尿病治疗的目的。

一、第一要素是营养素

根据营养素知识,将食物分成以下 6 类,每一类食物各以 1 个或 2 个营养素为主要成分。

第 Ⅰ 类:谷物类——以碳水化合物为主要营养素,包括谷类、薯等根茎类、含碳水化合物多的蔬菜和除大豆外的豆类等。

第 Ⅱ 类:水果类——含有丰富的维生素、无机盐和纤维素,也以碳水化合物为主要营养素。

第 Ⅲ 类:肉类——以蛋白质为主要营养素,包括畜、禽、蛋和水产品。

第 Ⅳ 类:豆乳类——以蛋白质为主要营养素,包括大豆、豆制品、乳和乳制品。

第 Ⅴ 类:油脂类——以脂肪为主要营养素,包括油脂、坚果等多脂性食物。

第 Ⅵ 类:蔬菜类——含有丰富的维生素、无机盐和纤维素,包括含碳水化合物少的蔬菜、海藻和蘑菇类等。

二、第二要素是热量

科学家发现同一类食物中产生相同热量的不同食物品种间有可交换的关系,如第 Ⅲ 类肉类食物中 1 只鸡蛋与 56 克(1 两)瘦猪肉产生的热量相近,约 80 千卡*。也就是说,要获取 80 千卡热量,可以吃 1 只鸡蛋或吃 56 克(1 两)瘦猪肉,即 1 只鸡蛋和 56 克(1 两)瘦猪肉间可以交换。把每种食物能产生约 80 千卡热量的

---

* 1 千卡 = 4.184 千焦耳

重量称为 1 个食品交换份(简称 1 个交换份或 1 份)。1 只蛋是 1 份,56 克(1 两)瘦猪肉也是 1 份。6 类食物中 1 份的热量和三大营养素的含量见表 2-1。

表 2-1　6 类食物中 1 份的热量和营养素含量

种　类	热量(千卡)	蛋白质(克)	脂肪(克)	碳水化合物(克)
谷物类	90	2.7	0.7	18.2
水果类	90	1.8	0.6	19.3
肉　类	80	10.4	3.6	1.5
豆乳类	80	7.6	3.6	4.1
油脂类	80	2.8	7.1	1.2
蔬菜类	80	6.3	0.9	11.6

同一类食物的不同品种所含的各种营养素和总热量基本相同,从而确定了同类食物间的不同品种可以交换的原则。因第Ⅰ、Ⅱ类食物均以碳水化合物为主,故第Ⅰ、Ⅱ类间亦可交换。有人认为第Ⅲ、Ⅳ类食物间亦可以交换,因均以蛋白质为主。但笔者认为第Ⅲ类肉类和第Ⅳ类豆乳类所含的营养素毕竟有区别,前者含蛋白质更多,含碳水化合物较少。而且笔者配制食谱计算营养素的实践体会是:如果把第Ⅳ类豆乳类交换成第Ⅲ类肉类,容易使蛋白质比例超过标准,因此强调每日应吃豆乳类,不宜与第Ⅲ类肉类进行交换。

三、第三要素是重量

以食品交换份为计算单位,只要记住常用食物 1 份的重量,在不同食物品种之间,相同的交换份额即可以进行交换。

第三章

配制食谱的四步操作

首先测量身高和体重,然后按估算标准体重、估算总热量、估算交换份数和选食物4个步骤,根据食品交换原则和饮食爱好,即可配制合理营养的食谱。

第一步 估算标准体重

(一)根据算式估算

1. 根据身高估算标准体重 可按公式计算:[身高(厘米) - 100]×0.9。计算结果与"人体标准体重表"较接近,且计算方法简单、方便,所以推荐此法。

2. 根据体重(标准体重和实测体重)估计体型 可按下列公式计算:

$$\frac{实测体重 - 标准体重}{标准体重} \times 100\%$$

如果实测体重大于标准体重,得到的结果为正值;如果实测体重小于标准体重,得到的结果为负值。得到的结果如果在 +10% ~ -10%,为正常体重或正常体型;如果在 +11% ~ +20%,为超重;超过 +20% 为肥胖;如果在 -11% ~ -20%,为过轻;低于 -20% 为消瘦。

3. 根据体重指数(BMI)和腰围估计体型 可按公式计算:体重(千克)/身高(厘米^2)。针对 20 世纪 90 年代中国人肥胖问题的日趋严重,在对 24 万人作大样本研究后,于 2001 年 6 月专家建议对中国人肥胖重新定义,即当 BMI 大于 24 时为超重,大于 28 时为肥胖;男性正常腰围应在 85 厘米内,女性则应控制在 80 厘米以下。

(二)根据身高与标准体重对照图估算

1. 身高与标准体重对照图 该图(插页图 1)适用于 18 岁以上的男性或女性。图的横坐标是身高(单位:厘米),纵坐标是体重(单位:千克);图中有 5 条斜线:中间绿色线为标准体重,即根据公式[身高(厘米) - 100]×0.9 计算所得;左上方依次为粉红色及红色两条线,分别表示标准体重的 +10% 和 +20%;右下方为淡蓝色及蓝色两条线,分别表示标准体重的-10%和-20%。这5条线将整个长方形面积划分成5个区域:绿色区域表示在标准体重的+10%~-10%,即正常体重或正常体型;粉红色线与红色线之间的粉红色区域表示在标准体重的+11%~+20%,即超重;红色线左上方的粉红色区域表示超过标准体重+20%以上,即肥胖;淡蓝色线与蓝色线之间的淡蓝色区域表示在标准体重的-11%~-20%,即过轻;蓝色线右下方的淡蓝色区域表示在标准体重的-20%以下,即消瘦。

2. 使用说明

(1)根据身高查出标准体重:在横坐标上找出身高读数的一点,从这一点沿着垂直于横坐标的竖线向上,该竖线与绿色线相交点所对应的纵坐标上的读数即为标准体重。

(2)根据实测体重估计体型:在纵坐标上找出实测体重的一点,经这一点作垂直于纵坐标的水平线,该水平线与上述垂直于横坐标的竖线相交的一点所在区域,即表示相应体型。相交在绿色区域为正常体型,粉红色区域为超重或肥胖,淡蓝色区域为过轻或消瘦。

第二步 估算总热量

(一)根据算式估算

(1)如果是轻体力劳动者,不同体型每日总热量(单位:千卡)的估算如下:

正常体型:标准体重(千克)×30(千卡/千克)

肥胖者:标准体重(千克)×20~25(千卡/千克)

消瘦者:标准体重(千克)×35(千卡/千克)

(2)不同体力劳动、不同体型的糖尿病成年病人每日所需热量见表3-1。

(二)根据标准体重与每日所需总热量对照图估算

1. 标准体重与每日所需总热量对照图 该图(插页图2)适用于轻体力劳动者。图的横坐标是标准体重(单位:千克),纵坐标是每日所需总热量(单位:千卡)。图中有 3 条斜线:中间一条绿色线表示正常体型(体重)者每日所需的总热量,即标准体重×30;绿色线左上方的蓝色线表示过轻及消瘦者每日所需的总热量,即标准体重×35;绿色线右下方的红色线表示超重及肥胖者每日所需的总热量,即标准体重×25。

表3-1 不同体力劳动的糖尿病成年病人每日每千克体重所需热量

单位:千卡(千焦耳)

体 型	卧床休息	轻体力劳动	中等体力劳动	重体力劳动
肥胖、超重	15(63)	25(105)	30(126)	35(146)
正 常	20(84)	30(126)	35(146)	40(168)
消瘦、过轻	25(105)	35(146)	40(168)	45(188)

注:关于体力劳动强度分级的参考标准见附录1

2. 使用说明 轻体力劳动者,在横坐标上找出标准体重的一点,经这一点沿着垂直于横坐标的竖线向上。如果是正常体型,则竖线与绿色线相交;如果是超重或肥胖者,则竖线与红色线相交;如果是过轻或消瘦者,则竖线与蓝色线相交。也就是说,表示标准体重的竖线与表示各种体型不同颜色斜线的相交点所对应的纵坐标读数,即为每日所需总热量。

第三步　估算交换份数

(一) 估算原则

根据每日所需总热量和每个交换份食物能产生 80~90 千卡热量,可估算每日食物的总份数。再依据 6 类食物中各营养素的含量和糖尿病病人对各种营养素的需要量,估算各类食物的份数。

(二) 从食品交换表中查找

根据每日所需总热量,从表3-2(见插页3)中查出每日摄入食物的总交换份数以及各类食物的份数,表中 6 类食物的底色分别用蓝、绿、黄、粉红、紫和橘黄色表示。

第四步　选食物

（一）选择食物的次序

选择食物的次序一般为第Ⅱ、Ⅰ、Ⅴ、Ⅳ、Ⅲ、Ⅵ类食物。

（1）第Ⅱ类水果类：如血糖空腹 < 7.8 mmol/L，餐后 < 10 mmol/L，则每天可吃 1 个交换份；如超过此标准，暂不吃水果。根据交换原则，第Ⅰ类和第Ⅱ类食物间可交换，也就是可以把第Ⅱ类的这 1 份加到第Ⅰ类谷物中。

（2）第Ⅰ类谷物类：为主粮，可以基本固定。三餐主食分配按 1/5：2/5：2/5 的比例。

（3）第Ⅴ类油脂类：每天固定烹调用油 2 ~ 3 份，即 2 ~ 3 汤匙。

（4）第Ⅳ类豆乳类：可以固定每天吃 1 瓶牛奶，即 2 个交换份。如不吃牛奶，则每天固定 1 ~ 2 份豆奶或豆浆。希望每天吃 1 份豆制品，豆制品可与第Ⅲ、Ⅵ类食物一起搭配。

（5）第Ⅲ类肉类和第Ⅵ类蔬菜类：如上述把第Ⅱ、Ⅰ、Ⅴ、Ⅳ类食物基本固定后，可以把第Ⅲ、Ⅵ类和第Ⅳ类的食品放在一起，根据交换原则和份数经常更换，从排列组合中可以搭配出不同荤、素菜的二拼盆、三拼盆，配制出许多不同的食谱。

（二）从食品图或食品库中选食物

1. 食品图　插页图 3 集中了常吃的食物，采用实物图像表示，使选食物更直观；另有文字介绍其他同类食物，使选食物更简明方便。6 类食物的底色分别采用与表 3-2 中同样的 6 种颜色。第Ⅰ类谷物类，用蓝色表示；第Ⅱ类水果类，绿色表示；第Ⅲ类肉类，用黄色表示，又分为畜、禽蛋、水产等亚类；第Ⅳ类豆乳类，用粉红色表示，又分为豆类和乳类；第Ⅴ类油脂类，用紫色表示；第Ⅵ类蔬菜类，用橘黄色表示，又分为计量蔬菜和不计量蔬菜。后者的含糖量 <4%，故作为不计量蔬菜或计量时不必很严格，标有 * 符号。

2. 食品库　食品库分总库和分库。总库是个大表格，列出 6 类 267 种食物和 8 种调味品的 1 个食品交换份的重量及其营养素的含量。总库的 267 种食物分为 3 个分库：一级库（含常吃的 19 种食物）、二级库（次常吃的 68 种食物）和三级库（其余的 180 种食物）。各分库仅列出各种食物 1 个食品交换份的重量。

（三）1 个食品交换量的表示方法

（1）市制化：根据民间习惯和为了老年人的方便，常吃食物的重量除了用"克"表示外，还用市制"两"表示。

（2）近似化：如 1 份大米、面粉、高粱米、挂面、玉米为 26 克，玉米面 27 克，小米、燕麦片 25 克，由于它们的重量均相近，为方便起见，都以 25 克（0.5 两）为 1 份。

（3）体积化：如 2/5 盒内酯豆腐、半瓶牛奶、1 汤匙植物油等均为 1 份。

（4）个数化：如 1 只鸡蛋、1 只苹果等为 1 份。

采用以上多种方法是为了便于记住 1 个食品交换份的重量。

    ＊   ＊   ＊

综上所述，配制食谱的整个过程分为 4 个步骤：① 首先测身高和体重，根据身高估算标准体重，再由标准体重和实测体重确定体型；② 估算每日所需总热量；③ 根据总热量查得交换总份数和各类食物的份数；④ 从食品图或食品库中选择食物，查得每份的重量。最后根据食品交换原则，配制食谱。

例如，某糖尿病病人，女性，身高 1.66 米，实测体重 63 千克。先估算标准体重为 60 千克，属正常体型；然后估算每日所需总热量为 1 800 千卡；再查得每日总份数为 21 份，并知道各类食物的份数。按第 Ⅱ、Ⅰ、Ⅴ、Ⅳ、Ⅲ、Ⅵ类的次序，采用固定与变换的技巧，先把 Ⅱ、Ⅰ、Ⅴ、Ⅳ类食物相对固定：第 Ⅱ 类水果每日 1 份，如血糖控制不好，暂不吃，把这一份加到第 Ⅰ 类谷物中；第 Ⅰ 类谷物每日 11 份，11 份 ×26 克/份（0.5 两/份）= 286 克（5.5 两），按三餐 1/5∶2/5∶2/5 的比例及个人习惯，早、中、晚餐分配为 52 克（1 两）、130 克（2.5 两）和 104 克（2 两）；第 Ⅴ 类油脂类每日 3 份，即 3 汤匙植物油作烹调用；第 Ⅳ 类豆乳类每日 3 份，2 份吃牛奶或豆奶，另外 1 份为豆制品。剩下的是第 Ⅲ 类肉类 2 份和第 Ⅵ 类蔬菜类1份,与第Ⅳ类的豆制品1份放在一起,不断调换食谱。如午餐:1份瘦猪肉56克(1两),半份蒜苗132克(2.5两),1份香豆腐干2块;晚餐:1份海虾198克(4两)和半份萝卜213克(4两),还可加些含糖量低的蔬菜。这样就配制了一天的食谱。次日可再从食品图或食品库中选择食物,并查得每份的重量,以不同的排列组合配制适合自己口味的食谱。

第四章

饮食治疗的举例

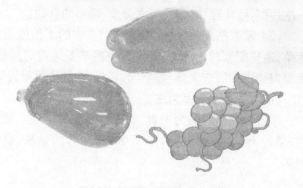

一、早餐的选择

(一) 以稀饭为主

早餐以稀饭为主者,可辅以第Ⅲ类肉类食物和第Ⅵ类蔬菜类食物。

(1) 把稻米直接煮成米粥,即稀饭。而不是把稻米煮成米饭,再用开水泡,即南方人称的泡饭或饭泡粥,因泡饭不易消化。

(2) 粗细粮搭配、豆粮混食:单用稻米煮成米粥也可以,但更好的是1份稻米加上1份粗杂粮、干豆或薯等根茎类食物,这样可增加纤维素的含量,又能改换口味。

(3) 荤素搭配:米粥可配上第Ⅲ类肉类食物,以蛋类、肉松等较方便;再加上第Ⅵ类的新鲜蔬菜凉拌或少量咸菜。

(二) 以面条为主

早餐以面条为主者,可辅以第Ⅲ类肉类食物和第Ⅵ类蔬菜类食物。

(1) 早餐应干稀结合,故建议您吃汤面、汤年糕、汤馄饨等,而不吃炒面、炒年糕、煎馄饨等水分少、油多的食物。

(2) 荤素搭配:可配上第Ⅲ类肉类中的1份瘦猪肉和第Ⅵ类蔬菜,这样配制较简单,且能经常更换早餐菜肴的品种;也可选第Ⅲ类肉类中的红烧大排、炒鳝丝、酱牛肉、红烧蛋等佐餐。

(三) 以熟面制品为主

早餐以熟面制品为主者,如苏打饼干、咸面包、烧饼、馒头、花卷、菜包子等,可辅以第Ⅳ类豆乳类食物,如豆浆、豆奶、牛奶、酸奶等。

二、午餐、晚餐菜肴的搭配

说明1:下列菜肴中列出的各种食物的重量均为1个食品交换份的重量,当不同种类的食物组成菜肴时,应根据规定的份数并结合个人爱好,调整各食物的比例。例如午餐可吃第Ⅲ类食物2份,您想吃"肉炖蛋",那么1份肉加1份蛋,或1.5份蛋加0.5份肉均可。1 个交换份的蔬菜较多,表中用"适量"表示,可选用 1 份蔬菜的几分之几。

说明 2:含糖量低于 4% 的蔬菜,1 份的重量约 400 克(8 两),因此可适当多食,有人称之为"不计量蔬菜"(表中注明 * 符号的蔬菜)。

说明 3:下列菜肴中 1 个食品交换份的重量以公制"克"(市制"两")或食物的个数表示。

(一)以豆制品为主的菜肴

(1) 1 份豆制品 + 1 份第 Ⅲ 类肉类食物(表 4-1、4-2、4-3)。

表 4-1　豆制品和猪肉的配制

菜肴名称	豆制品	猪肉	烹调方法
烤麸红烧肉	烤麸 66 克(1.5 两)	五花肉 27 克(0.5 两)	红烧
肉烧水面筋	水面筋 57 克(1 两)	五花肉 27 克(0.5 两)	红烧
油面筋塞肉	油面筋 16 克(0.3 两)	肉糜(肥瘦)20 克(0.4 两)	蒸
肉糜臭干	臭干 81 克(1.5 两)	肉糜(肥瘦)20 克(0.4 两)	蒸
肉糜豆腐汤	内酯豆腐 2/5 盒	肉糜(肥瘦)20 克(0.4 两)	汤
肉丝豆腐汤	内酯豆腐 2/5 盒	瘦肉 56 克(1 两)	汤
火腿豆腐汤	内酯豆腐 2/5 盒	火腿 25 克(0.5 两)	汤
豆腐干肉丝	香豆腐干 2 块	瘦肉 56 克(1 两)	炒
腐乳肉	腐乳 58 克(1 两)	五花肉 27 克(0.5 两)	炖
腐竹烤肉	腐竹 17 克(0.3 两)	五花肉 27 克(0.5 两)	烤
黄豆蹄髈汤	黄豆 22 克(0.4 两)	蹄口 34 克(0.5 两)	汤
黄豆小排汤	黄豆 22 克(0.4 两)	猪小排 40 克(1 两)	汤
百叶包肉	百叶 31 克(0.5 两)	肉糜(肥瘦)20 克(0.4 两)	蒸
百叶结烧肉	百叶 31 克(0.5 两)	五花肉 27 克(0.5 两)	红烧
百叶炒肉丝	百叶 31 克(0.5 两)	瘦肉 56 克(1 两)	炒
肉片炒素肠	素肠 52 克(1 两)	瘦肉 56 克(1 两)	炒
肉烧素火腿	素火腿 38 克(1 两)	五花肉 27 克(0.5 两)	红烧
油豆腐塞肉	油豆腐 33 克(0.5 两)	肉糜(肥瘦)20 克(0.4 两)	蒸
豆腐皮包肉	豆腐皮 20 克(0.4 两)	肉糜(肥瘦)20 克(0.4 两)	蒸
素鸡烧肉	素鸡 42 克(1 两)	五花肉 27 克(0.5 两)	红烧
肉松拌豆腐	内酯豆腐 2/5 盒	肉松 20 克(0.4 两)	拌

23

表 4-2 豆制品和禽类食物的配制

菜肴名称	豆制品	禽	烹调方法
豆腐干炒鸡脯丝	香豆腐干 2 块	鸡 73 克（1.5 两）	炒
鸡脯豆腐汤	内酯豆腐 2/5 盒	鸡 73 克（1.5 两）	汤

表 4-3 豆制品和水产品的配制

菜肴名称	豆制品	水产品	烹调方法
鲢鱼豆腐汤	内酯豆腐 2/5 盒	鲢鱼 128 克（2.5 两）	汤
虾米豆腐汤	内酯豆腐 2/5 盒	虾米 41 克（1 两）	汤
虾皮豆腐汤	内酯豆腐 2/5 盒	虾皮 52 克（1 两）	汤
虾仁豆腐	内酯豆腐 2/5 盒	海虾 198 克（4 两）	炒
蚌肉豆腐	内酯豆腐 2/5 盒	蚌肉 179 克（3.5 两）	炒
蟹粉豆腐	内酯豆腐 2/5 盒	梭子蟹 171 克（3.5 两）	炒
鱿鱼香豆腐干丝	香豆腐干 2 块	鱿鱼 109 克（2 两）	炒
墨鱼香豆腐干丝	香豆腐干 2 块	墨鱼 142 克（3 两）	炒
虾米香豆腐干丝	香豆腐干 2 块	虾米 41 克（1 两）	拌
虾皮香豆腐干丝	香豆腐干 2 块	虾皮 52 克（1 两）	拌
虾米拌百叶	百叶 31 克（0.5 两）	虾米 41 克（1 两）	拌
虾皮拌百叶	百叶 31 克（0.5 两）	虾皮 52 克（1 两）	拌
虾米油豆腐汤	油豆腐 33 克（0.5 两）	虾米 41 克（1 两）	汤
虾皮油豆腐汤	油豆腐 33 克（0.5 两）	虾皮 52 克（1 两）	汤
虾米油面筋汤	油面筋 16 克（0.3 两）	虾米 41 克（1 两）	汤
虾皮油面筋汤	油面筋 16 克（0.3 两）	虾皮 52 克（1 两）	汤

（2）1 份豆制品 + 1 份第Ⅵ类蔬菜类食物（表 4-4）。

表 4-4 豆制品和蔬菜的配制

菜肴名称	豆制品	蔬菜	烹调方法
丝瓜豆腐	内酯豆腐 2/5 盒	丝瓜*	炒
百叶炒芹菜	百叶 31 克（0.5 两）	芹菜*	炒
蘑菇豆腐	内酯豆腐 2/5 盒	蘑菇*	炒
腐竹菜心	腐竹 17 克（0.3 两）	小白菜*	煨
青椒拌干丝	香豆腐干 2 块	青椒*	拌

（3）1 份豆制品 + 其他食物组成三拼盘（表 4-5、4-6）。

表4-5　豆制品、猪肉、蔬菜三拼盘的配制

菜肴名称	豆制品	猪肉	蔬菜	烹调方法
笋丝肉丝豆腐汤	内酯豆腐2/5盒	瘦肉56克(1两)	竹笋*	汤
菠菜豆腐肉丝汤	内酯豆腐2/5盒	瘦肉56克(1两)	菠菜*	汤
荠菜豆腐肉丝汤	内酯豆腐2/5盒	瘦肉56克(1两)	荠菜*	汤
小白菜豆腐肉丝汤	内酯豆腐2/5盒	瘦肉56克(1两)	小白菜*	汤
番茄豆腐肉丝汤	内酯豆腐2/5盒	瘦肉56克(1两)	番茄*	汤
蘑菇豆腐肉丝汤	内酯豆腐2/5盒	瘦肉56克(1两)	蘑菇*	汤
韭菜豆腐干炒肉丝	香豆腐干2块	瘦肉56克(1两)	韭菜*	炒
韭芽豆腐干炒肉丝	香豆腐干2块	瘦肉56克(1两)	韭芽*	炒
荠菜豆腐干炒肉丝	香豆腐干2块	瘦肉56克(1两)	荠菜*	炒
茄汁豆腐干炒肉片	香豆腐干2块	瘦肉56克(1两)	番茄*	炒
榨菜豆腐干炒肉片	香豆腐干2块	瘦肉56克(1两)	榨菜*	炒
笋丝豆腐干炒肉丝	香豆腐干2块	瘦肉56克(1两)	竹笋*	炒
刀豆豆腐干炒肉丝	香豆腐干2块	瘦肉56克(1两)	刀豆适量	炒
长豇豆豆腐干烤肉	香豆腐干2块	五花肉27克(0.5两)	长豇豆适量	烤
毛豆豆腐干炒肉丁	香豆腐干2块	瘦肉56克(1两)	毛豆适量	炒
四季豆豆腐干炒肉片	香豆腐干2块	瘦肉56克(1两)	四季豆适量	炒
胡萝卜豆腐干炒肉片	香豆腐干2块	瘦肉56克(1两)	胡萝卜适量	炒
洋葱豆腐干炒肉片	香豆腐干2块	瘦肉56克(1两)	洋葱适量	炒
大葱豆腐干炒肉片	香豆腐干2块	瘦肉56克(1两)	大葱适量	炒
茭白豆腐干炒肉片	香豆腐干2块	瘦肉56克(1两)	茭白适量	炒
蒜苗豆腐干炒肉片	香豆腐干2块	瘦肉56克(1两)	蒜苗适量	炒
灯笼椒豆腐干炒肉片	香豆腐干2块	瘦肉56克(1两)	灯笼椒适量	炒
辣椒豆腐干炒肉片	香豆腐干2块	瘦肉56克(1两)	辣椒(小红椒)适量	炒

表4-6　豆制品、水产品、蔬菜三拼盘的配制

菜肴名称	豆制品	水产品	蔬菜	烹调方法
菠菜豆腐虾皮汤	内酯豆腐2/5盒	虾皮52克(1两)	菠菜*	汤
芹菜豆腐干炒鱿鱼	香豆腐干2块	鱿鱼109克(2两)	芹菜*	炒
笋片豆腐干炒鱿鱼	香豆腐干2块	鱿鱼109克(2两)	竹笋*	炒
笋片豆腐干炒墨鱼	香豆腐干2块	墨鱼142克(3两)	竹笋*	炒
卷心菜油豆腐虾皮汤	油豆腐33克(0.5两)	虾皮52克(1两)	卷心菜*	汤
菠菜油面筋虾皮汤	油面筋16克(0.3两)	虾皮52克(1两)	菠菜*	汤
紫菜豆腐虾皮汤	内酯豆腐2/5盒	虾皮52克(1两)	紫菜适量	汤

（二）以猪肉为主的菜肴

（1）1 份猪肉 + 1 份第Ⅲ类非猪肉的食物（表4-7、4-8）。

表4-7　猪肉和蛋的配制

菜肴名称	猪　肉	蛋	烹调方法
肉烧蛋	五花肉 27 克（0.5 两）	鸡蛋　1 只	红烧
肉炖蛋	肉糜（肥瘦）20 克（0.4 两）	鸡蛋　1 只	蒸
肉丝炒蛋	瘦肉 56 克（1 两）	鸡蛋　1 只	炒
香肠炒蛋	香肠 16 克（0.3 两）	鸡蛋　1 只	炒
方腿炒蛋	方腿 68 克（1.5 两）	鸡蛋　1 只	炒
午餐肉炒蛋	午餐肉 35 克（0.5 两）	鸡蛋　1 只	炒
火腿丝炒蛋	火腿 25 克（0.5 两）	鸡蛋　1 只	炒
肉糜皮蛋	肉糜（肥瘦）20 克（0.4 两）	松花蛋 1 只	拌

表4-8　猪肉和水产品的配制

菜肴名称	猪　肉	水　产　品	烹调方法
鲫鱼塞肉	肉糜（肥瘦）20 克（0.4 两）	鲫鱼 137 克（2.5 两）	红烧
肉烧鳝段	肥瘦肉 20 克（0.4 两）	鳝鱼 134 克（2.5 两）	红烧
肉丝炒鳝丝	瘦肉 56 克（1 两）	鳝丝 149 克（3 两）	炒
肉丝银鱼汤	瘦肉 56 克（1 两）	银鱼 67 克（1.5 两）	汤
肉片蚌肉汤	瘦肉 56 克（1 两）	蚌肉 179 克（3.5 两）	汤
鲜贝红烧肉	五花肉 27 克（0.5 两）	鲜贝 104 克（2 两）	红烧
淡菜红烧肉	五花肉 27 克（0.5 两）	淡菜 204 克（4 两）	红烧
肉糜淡菜	肉糜（肥瘦）20 克（0.4 两）	淡菜 204 克（4 两）	煨
蛤蜊塞肉	肉糜（肥瘦）20 克（0.4 两）	蛤蜊 573 克（11.5 两）	煨
肉糜鱿鱼须	肉糜（肥瘦）20 克（0.4 两）	鱿鱼须 109 克（2 两）	炒
酱爆墨鱼卷	肉糜（肥瘦）20 克（0.4 两）	墨鱼 142 克（3 两）	酱爆
猪肉墨鱼大烤	五花肉 27 克（0.5 两）	墨鱼 142 克（3 两）	烤
火腿片蒸鲫鱼	火腿 25 克（0.5 两）	鲫鱼 137 克（2.5 两）	蒸

（2）1 份猪肉 + 1 份豆制品（表4-1）。

（3）1 份猪肉 + 1 份第Ⅵ类蔬菜（表4-9）。

表4-9　猪肉和蔬菜的配制

菜肴名称	猪　肉	蔬　菜	烹调方法
黄豆芽炒肉糜	肉糜(肥瘦)20克(0.4两)	黄豆芽*	炒
豇豆烤肉	五花肉27克(0.5两)	豇豆*	烤
绿豆芽炒肉丝	瘦肉56克(1两)	绿豆芽*	炒
豆苗炒肉丝	瘦肉56克(1两)	豌豆苗*	炒
笋丝炒肉丝	瘦肉56克(1两)	竹笋*	炒
笋片炒猪肝	猪肝63克(1.5两)	竹笋*	炒
笋片炒腰花	猪肾89克(2两)	竹笋*	炒
笋片炒猪心	猪心69克(1.5两)	竹笋*	炒
大白菜炒肉片	瘦肉56克(1两)	大白菜*	炒
菠菜肉丝汤	瘦肉56克(1两)	菠菜*	汤
菠菜猪肝汤	猪肝63克(1.5两)	菠菜*	汤
花菜炒肉片	瘦肉56克(1两)	菜花*	炒
韭菜炒肉丝	瘦肉56克(1两)	韭菜*	炒
韭芽炒肉丝	瘦肉56克(1两)	韭芽*	炒
荠菜炒肉丝	瘦肉56克(1两)	荠菜*	炒
荠菜小排汤	猪小排40克(1两)	荠菜*	汤
芹菜炒肉丝	瘦肉56克(1两)	芹菜*	炒
莴苣笋丝炒肉丝	瘦肉56克(1两)	莴苣笋*	炒
小白菜炒肉片	瘦肉56克(1两)	小白菜*	炒
小白菜烧大排	猪大排44克(1两)	小白菜*	红烧
卷心菜炒肉片	瘦肉56克(1两)	卷心菜*	炒
小排冬瓜汤	猪小排40克(1两)	冬瓜*	汤
火腿冬瓜汤	火腿25克(0.5两)	冬瓜*	汤
黄瓜炒肉片	瘦肉56克(1两)	黄瓜*	炒
苦瓜炒肉片	瘦肉56克(1两)	苦瓜*	炒
丝瓜炒肉片	瘦肉56克(1两)	丝瓜*	炒
番茄炒肉片	瘦肉56克(1两)	番茄*	炒
辣椒炒肉片	瘦肉56克(1两)	青椒*	炒
茄子炒肉糜	肉糜(肥瘦)20克(0.4两)	茄子*	炒
茄子塞肉	肉糜(肥瘦)20克(0.4两)	茄子*	红烧
榨菜炒肉丝	瘦肉56克(1两)	榨菜适量	炒
海带炒肉丝	瘦肉56克(1两)	海带*	炒
猴头菇炒肉丝	瘦肉56克(1两)	猴头菇*	炒
金针菇炒肉丝	瘦肉56克(1两)	金针菇*	炒
蘑菇炒肉片	瘦肉56克(1两)	蘑菇(鲜)*	炒
扁豆炒肉片	瘦肉56克(1两)	扁豆适量	炒

27

菜肴名称	猪　　肉	蔬　菜	烹调方法
刀豆炒肉片	瘦肉 56 克（1 两）	刀豆适量	炒
发芽豆烧肉	五花肉 27 克（0.5 两）	发芽豆适量	炖
黄豆芽蒸肉饼	肉糜（肥瘦）20 克（0.4 两）	黄豆芽适量	蒸
长豇豆烤肉	五花肉 27 克（0.5 两）	长豇豆适量	烤
毛豆炒肉片	瘦肉 56 克（1 两）	毛豆适量	炒
毛豆肉饼	肉糜（肥瘦）20 克（0.4 两）	毛豆适量	炒
四季豆炒肉片	瘦肉 56 克（1 两）	四季豆适量	炒
豌豆炒肉片	瘦肉 56 克（1 两）	豌豆（鲜）适量	炒
豌豆炒火腿丁	火腿 25 克（0.5 两）	豌豆（鲜）适量	炒
豌豆炒午餐肉	午餐肉 35 克（0.5 两）	豌豆（鲜）适量	炒
萝卜烧肉	五花肉 27 克（0.5 两）	萝卜适量	红烧
萝卜小排汤	猪小排 40 克（1 两）	萝卜适量	汤
萝卜蹄髈汤	蹄髈 34 克（0.5 两）	萝卜适量	汤
胡萝卜蹄髈汤	蹄髈 34 克（0.5 两）	胡萝卜适量	汤
洋葱大排	猪大排 44 克（1 两）	洋葱适量	红烧

（4）1 份猪肉 + 1 份第Ⅰ类谷物中可作菜肴的食物（表 4-10）。

表 4-10　猪肉和谷物的配制

菜肴名称	猪　　肉	谷　　物	烹调方法
荸荠炒肉片	瘦肉 56 克（1 两）	荸荠 196 克（4 两）	炒
荸荠炒腰花	猪肾 89 克（2 两）	荸荠 196 克（4 两）	炒
慈菇炒肉片	瘦肉 56 克（1 两）	慈菇 108 克（2 两）	炒
马铃薯烧肉	五花肉 27 克（0.5 两）	马铃薯 126 克（2.5 两）	红烧
马铃薯小排汤	猪小排 40 克（1 两）	马铃薯 126 克（2.5 两）	汤
肉糜炒马铃薯	肉糜（肥瘦）20 克（0.4 两）	马铃薯 126 克（2.5 两）	炒
藕炒肉片	瘦肉 56 克（1 两）	藕 147 克（3 两）	炒
山药炒肉片	瘦肉 56 克（1 两）	山药 194 克（4 两）	炒
山药小排汤	猪小排 40 克（1 两）	山药 194 克（4 两）	汤
芋头烧肉	五花肉 27 克（0.5 两）	芋头 36 克（0.5 两）	红烧
栗子烧肉	五花肉 27 克（0.5 两）	栗子 36 克（0.5 两）	红烧
粉丝肉丝汤	瘦肉 56 克（1 两）	粉丝 27 克（0.5 两）	汤
粉丝小排汤	猪小排 40 克（1 两）	粉丝 27 克（0.5 两）	汤
粉丝腰花汤	猪肾 89 克（2 两）	粉丝 27 克（0.5 两）	汤

（5）1 份猪肉 + 1 份第 V 类油脂类食物（表 4-11）。

表 4-11　猪肉和油脂类的配制

菜肴名称	猪　肉	油　脂	烹调方法
花生肉丁	瘦肉 56 克（1 两）	花生仁 14 克（0.3 两）	酱炒

（6）1 份猪肉 + 其他食物组成三拼盘（表 4-5、4-12）。

表 4-12　猪肉、蔬菜三拼盘的配制

菜肴名称	猪　肉	蔬　菜	蔬　菜	烹调方法
丝瓜毛豆炒肉丝	瘦肉 56 克（1 两）	毛豆 123 克（2.5 两）	丝瓜 *	炒
萝卜干毛豆炒肉丁	瘦肉 56 克（1 两）	毛豆 123 克（2.5 两）	萝卜干 *	炒
笋丝胡萝卜炒肉丝	瘦肉 56 克（1 两）	胡萝卜 225 克（4.5 两）	竹笋 *	炒
洋葱笋片炒肉片	瘦肉 56 克（1 两）	洋葱 228 克（4.5 两）	竹笋 *	炒
大葱笋片炒肉片	瘦肉 56 克（1 两）	大葱 326 克（6.5 两）	竹笋 *	炒
茭白笋片炒肉片	瘦肉 56 克（1 两）	茭白 470 克（9.5 两）	竹笋 *	炒
金针笋丝炒肉丝	瘦肉 56 克（1 两）	金针菜 41 克（1 两）	竹笋 *	炒
蒜苗笋丝炒肉丝	瘦肉 56 克（1 两）	蒜苗 263 克（5.0 两）	竹笋 *	炒
茭白芹菜炒肉丝	瘦肉 56 克（1 两）	茭白 470 克（9.5 两）	芹菜 *	炒
灯笼椒笋片炒肉丝	瘦肉 56 克（1 两）	灯笼椒 444 克（9 两）	竹笋 *	炒
灯笼椒笋片炒腰花	猪肾 89 克（2 两）	灯笼椒 444 克（9 两）	竹笋 *	炒
灯笼椒笋片猪肝	猪肝 63 克（1.0 两）	灯笼椒 444 克（9 两）	竹笋 *	炒
黑木耳菜花肉汤	五花肉 27 克（0.5 两）	黑木耳 39 克（1 两）	菜花 *	汤
菜花笋片炒肉片	瘦肉 56 克（1 两）	竹笋 *	菜花 *	炒
芹菜笋丝肉丝	瘦肉 56 克（1 两）	竹笋 *	芹菜 *	炒
芹菜笋丝炒肉丝	瘦肉 56 克（1 两）	竹笋 *	芹菜 *	炒
番茄笋片肉片汤	瘦肉 56 克（1 两）	竹笋 *	番茄 *	汤
番茄卷心菜肉汤	五花肉 27 克（0.5 两）	卷心菜 *	番茄 *	汤
番茄卷心菜小排汤	猪小排 40 克（1 两）	卷心菜 *	番茄 *	汤
菠菜榨菜肉丝汤	瘦肉 56 克（1 两）	菠菜 *	榨菜适量	汤
银芽青椒炒肉丝	里脊肉 52 克（1 两）	绿豆芽 *	青椒适量	炒
萝卜胡萝卜丝炒肉丝	瘦肉 56 克（1 两）	萝卜 426 克（8.5 两）	胡萝卜适量	炒
灯笼椒香菇炒肉片	瘦肉 56 克（1 两）	灯笼椒 444 克（9 两）	香菇适量	炒
香菇木耳炒肉片	瘦肉 56 克（1 两）	黑木耳 39 克（1 两）	香菇适量	炒

（三）以牛、羊肉为主的菜肴

（1）1 份牛肉 + 1 份第 VI 类蔬菜类食物（表 4-13）。

表4-13 牛肉和蔬菜的配制

菜肴名称	牛 肉	蔬 菜	烹调方法
洋葱炒牛肉	牛肉(瘦)75克(1.5两)	洋葱适量	炒
大葱炒牛肉	牛肉(瘦)75克(1.5两)	大葱(鲜)适量	炒
胡萝卜烧牛肉	牛肉(肥瘦)42克(1两)	胡萝卜适量	红烧
香菇牛肉汤	牛肉(肥瘦)42克(1两)	香菇适量	汤
茄汁牛肉	牛肉(瘦)75克(1.5两)	番茄*	炒
卷心菜炒牛肉	牛肉(瘦)75克(1.5两)	卷心菜*	炒

（2）1 份牛肉＋1 份第 I 类谷物类食物（表4-14）。

表4-14 牛肉和谷物的配制

菜肴名称	牛 肉	谷 物	烹调方法
咖喱土豆牛肉	牛肉(肥瘦)42克(1两)	马铃薯126克(2.5两)	炖
牛肉粉丝汤	牛肉(肥瘦)42克(1两)	粉丝适量	汤

（3）1 份牛肉＋其他食物组成三拼盘、四拼盘（表4-15）。

表4-15 牛肉、谷物、蔬菜三拼盘、四拼盘的配制

菜肴名称	牛 肉	谷 物	蔬 菜	蔬 菜	蔬菜
罗宋汤	牛肉(肥瘦)42克(1两)	马铃薯126克(2.5两)	卷心菜*	番茄*	洋葱适量

（4）1 份羊肉＋1 份第 VI 类蔬菜类食物（表4-16）。

表4-16 羊肉和蔬菜的配制

菜肴名称	羊 肉	蔬 菜	烹调方法
萝卜羊肉汤	羊肉(肥瘦)44克(1两)	萝卜426克(8.5两)	汤
胡萝卜烧羊肉	羊肉(肥瘦)44克(1两)	胡萝卜225克(4.5两)	汤

（5）1 份羊肉＋1 份第 I 类谷物（表4-17）。

表4-17 羊肉和谷物的配制

菜肴名称	羊 肉	谷 物	烹调方法
羊肉烧红枣	羊肉(肥瘦)44克(1两)	枣干43克(1两)	红烧
羊肉炖芋头	羊肉(肥瘦)44克(1两)	芋头136克(2.5两)	炖

（四）以禽肉为主的菜肴

（1）1 份禽肉 +1 份豆制品（表 4-2）。

（2）1 份禽肉 +1 份第Ⅵ类蔬菜类食物（表 4-18）。

表 4-18　禽和蔬菜的配制

菜肴名称	禽	蔬菜	烹调方法
菜花鸡汤	鸡 73 克(1.5 两)	菜花*	汤
笋丁炒鸡丁	鸡 73 克(1.5 两)	竹笋*	炒
绿豆芽炒鸡丝	鸡 73 克(1.5 两)	绿豆芽*	炒
芥菜炒鸡丝	鸡 73 克(1.5 两)	芥菜*	炒
芹菜炒鸡丝	鸡 73 克(1.5 两)	芹菜*	炒
榨菜鸭汤	鸭 49 克(1 两)	榨菜适量	汤
青椒炒鸭片	鸭 49 克(1 两)	青椒*	炒
猴头菇炒鸡片	鸡 73 克(1.5 两)	猴头菇*	炒
灯笼椒炒鸡丁	鸡 73 克(1.5 两)	灯笼椒适量	炒
茭白炒鸭肫	鸭肫 94 克(2 两)	茭白适量	炒
京葱鸭块	鸭 49 克(1 两)	大葱(鲜)适量	炒
蒜苗鸭丝	鸭 49 克(1 两)	蒜苗适量	炒

（3）1 份禽肉 +1 份第Ⅰ类谷物类食物（表 4-19）。

表 4-19　禽和谷物的配制

菜肴名称	禽	谷物	烹调方法
栗子焖鸡	鸡 73 克(1.5 两)	栗子 36 克(0.5 两)	焖烧
咖喱土豆鸡	鸡 73 克(1.5 两)	马铃薯 126 克(2.5 两)	炖
芋头鸭汤	鸭 49 克(1 两)	芋头 136 克(2.5 两)	汤

（4）1 份禽肉 +1 份第Ⅴ类油脂类食物（表 4-20）。

表 4-20　禽和油脂类的配制

菜肴名称	禽	油脂	烹调方法
宫保鸡丁	鸡 73 克(1.5 两)	花生仁 14 克(0.3 两)	酱炒
核桃鸡丁	鸡 73 克(1.5 两)	核桃 30 克(0.5 两)	炒

（5）1 份禽肉 +其他食物组成三拼盘（表 4-21）。

表 4-21　禽、蔬菜三拼盘的配制

菜肴名称	禽	蔬　菜	蔬　菜	烹调方法
绿豆芽灯笼椒炒鸡丝	鸡 73 克(1.5 两)	灯笼椒适量	绿豆芽*	炒
蘑菇灯笼椒炒鸭肫	鸭肫 94 克(2 两)	灯笼椒适量	蘑菇*	炒
胡萝卜笋丁炒鸭肫	鸭肫 94 克(2 两)	胡萝卜适量	竹笋*	炒
笋丝青蒜炒鸡丝	鸡 73 克(1.5 两)	蒜苗适量	竹笋*	炒

（五）以蛋为主的菜肴

（1）1 份蛋 +1 份第Ⅲ类非蛋食物（表 4-7、4-22）。

表 4-22　蛋和水产品的配制

菜肴名称	蛋	水产品	烹调方法
鲫鱼炖蛋	鸡蛋 1 只	鲫鱼 137 克(2.5 两)	蒸
银鱼炒蛋	鸡蛋 1 只	银鱼 67 克(1.5 两)	炒
蛤蜊炖蛋	鸡蛋 1 只	蛤蜊 573 克(11.5 两)	蒸
蚌肉蛋汤	鸡蛋 1 只	蚌肉 179 克(3.5 两)	汤
虾米炒蛋	鸡蛋 1 只	虾米 41 克(1 两)	炒
虾皮炒蛋	鸡蛋 1 只	虾皮 52 克(1 两)	炒
蟹粉炒蛋	鸡蛋 1 只	梭子蟹 171 克(3.5 两)	炒

（2）1 份蛋 +1 份第Ⅵ类蔬菜（表 4-23）。

表 4-23　蛋和蔬菜的配制

菜肴名称	蛋	蔬　菜	烹调方法
丝瓜炒蛋	鸡蛋 1 只	丝瓜*	炒
韭菜炒蛋	鸡蛋 1 只	韭菜*	炒
莴苣笋炒蛋	鸡蛋 1 只	莴苣笋*	炒
蘑菇炒蛋	鸡蛋 1 只	蘑菇(鲜)*	炒
茭白炒蛋	鸡蛋 1 只	茭白适量	炒
豌豆炒蛋	鸡蛋 1 只	豌豆适量	炒
灯笼椒炒蛋	鸡蛋 1 只	灯笼椒适量	炒

（3）1 份蛋 +1 份第Ⅰ类谷物（表 4-24）。

表4-24　蛋和谷物的配制

菜 肴 名 称	蛋	谷 物	烹调方法
粉丝蛋汤	鸡蛋1只	粉丝适量	汤

（4）1份蛋＋1份其他食物组成三拼盘（表4-25）。

表4-25　蛋、豆制品、蔬菜三拼盘的配制

菜 肴 名 称	蛋	豆制品	蔬 菜	烹调方法
榨菜松花蛋拌豆腐	松花蛋1只	内酯豆腐2/5盒	榨菜适量	拌

（六）以水产品为主的菜肴

（1）1份水产品＋1份第Ⅲ类非水产的食物（表4-8、4-22）。

（2）1份水产品＋1份豆制品（表4-3）。

（3）1份水产品＋1份第Ⅵ类蔬菜类食物（表4-26）。

表4-26　水产品和蔬菜的配制

菜 肴 名 称	水 产 品	蔬 菜	烹调方法
笋片炒鱼片	草鱼122克(2.5两)	竹笋*	炒
青椒炒鱼片	草鱼122克(2.5两)	青椒*	炒
笋片炒鳝段	鳝鱼134克(2.5两)	竹笋*	炒
笋丝炒鳝丝	鳝丝149克(3两)	竹笋*	炒
绿豆芽炒鳝丝	鳝丝149克(3两)	绿豆芽*	炒
青椒炒鳝背	鳝鱼134克(2.5两)	青椒*	炒
菠菜炒鳝背	鳝鱼134克(2.5两)	菠菜*	炒
海蜇皮拌莴苣	海蜇皮242克(5两)	莴苣笋*	拌
芹菜炒墨鱼	墨鱼142克(3两)	芹菜*	炒
笋片炒鱿鱼	鱿鱼109克(2两)	竹笋*	炒
芹菜炒鱿鱼	鱿鱼109克(2两)	芹菜*	炒
甜椒鱿鱼卷	鱿鱼109克(2两)	灯笼椒*	炒
虾米扒油菜	虾米41克(1两)	油菜*	炒
开洋茄子	虾米41克(1两)	茄子*	炒
蟹粉菜心	梭子蟹171克(3.5两)	小白菜*	炒
雪菜黄鱼汤	小黄鱼129克(2.5两)	雪里蕻(腌)*	汤
雪菜炒墨鱼	墨鱼142克(3两)	雪里蕻(腌)*	炒

菜肴名称	水产品	蔬菜	烹调方法
茭白炒鱼片	草鱼 122 克(2.5 两)	茭白适量	炒
香菇烧青鱼	青鱼 110 克(2 两)	香菇适量	红烧
木耳烧青鱼	青鱼 110 克(2 两)	黑木耳适量	红烧
木耳烧鲫鱼	鲫鱼 137 克(2.5 两)	黑木耳适量	红烧
茭白炒鳝丝	鳝丝 149 克(3 两)	茭白适量	炒
洋葱炒鳝丝	鳝丝 149 克(3 两)	洋葱适量	炒
黑木耳炒鳝段	鳝鱼 134 克(2.5 两)	黑木耳适量	炒
灯笼椒炒鳝背	鳝鱼 134 克(2.5 两)	灯笼椒适量	炒
香菇炒鳝段	鳝鱼 134 克(2.5 两)	香菇适量	炒
海蜇皮拌萝卜丝	海蜇皮 242 克(5 两)	萝卜适量	拌
海蜇皮拌金瓜丝	海蜇皮 242 克(5 两)	金瓜适量	拌
茭白炒虾	海虾 198 克(4 两)	茭白适量	炒
豌豆炒虾仁	海虾 198 克(4 两)	豌豆适量	炒
辣椒炒虾皮	虾皮 52 克(1 两)	辣椒(小红椒)适量	炒
开洋萝卜条	虾米 41 克(1 两)	萝卜适量	炒

（4）1 份水产品 + 1 份第Ⅰ类谷物类食物（表 4-27）。

表 4-27　水产品和谷物的配制

菜肴名称	水产品	谷物类	烹调方法
粉皮鲢鱼汤	鲢鱼 128 克(2.5 两)	粉皮 141 克(3 两)	汤
粉丝虾皮汤	虾皮 52 克(1 两)	粉丝 27 克(0.5 两)	汤
荸荠炒虾仁	海虾 198 克(4 两)	荸荠 196 克(4 两)	炒
荸荠炒鳝片	鳝鱼 134 克(2.5 两)	荸荠 196 克(4 两)	炒
百合鱼片	草鱼 122 克(2.5 两)	百合 68 克(1.5 两)	炒

（5）1 份水产品 + 其他食物组成三拼盘（表 4-28）。

表 4-28　水产品、豆制品、谷物三拼盘的配制

菜肴名称	水产品	豆制品	谷物	烹调方法
油豆腐粉丝虾皮汤	虾皮 52 克(1 两)	油豆腐 33 克(0.5 两)	粉丝适量	汤

三、相同热量（1 800 千卡）的食谱 20 套

为方便糖尿病病人配制食谱,特列举最常用的 1 800 千卡的食谱 20 套(表 4-29 ~ 4-48)。

表 4-29　1 800 千卡的食谱例 1

餐别	食品名称	重量（克）
早餐	枣	43
	血糯米	26
	猪肉松	20 × 0.5
	豆浆粉	19 × 2
午餐	稻米（饭）	26 × 5
	牛肉（肥瘦）	42
	胡萝卜	225 × 0.5
	油	9 × 1.5
晚餐	稻米（饭）	26 × 4
	豆腐皮	20
	猪肉（瘦）	56 × 0.5
	灯笼椒	444 × 0.5
	桃	219
	油	9 × 1.5

表 4-30　1 800 千卡的食谱例 2

餐别	食品名称	重量（克）
早餐	通心粉	26 × 2
	牛奶粉	17 × 2
午餐	稻米（饭）	26 × 5
	肉鸡	28
	蒜苗	263
	油	9 × 1.5
晚餐	稻米（饭）	26 × 3
	百叶	31
	猪肉（瘦）	56
	蚕豆	30
	西瓜	449
	油	9 × 1.5

表 4-31　1 800 千卡的食谱例 3

餐别	食品名称	重量（克）	餐别	食品名称	重量
早餐	牛奶	148 × 2			
	馒头	43 × 2			
午餐	稻米（饭）	26 × 5	晚餐	稻米（饭）	26 × 4
	猪小排	40		豆腐	99
	菠菜	374 × 0.5		猪肉（瘦）	56
	梨	375		番茄	434 × 0.5
	油	9 × 1.5		油	9 × 1.5

表 4-32　1 800 千卡的食谱例 4

餐别	食品名称	重量（克）	餐别	食品名称	重量（克）
早餐	苏打饼干	22 × 2			
	牛奶	148 × 2	晚餐	稻米（饭）	26 × 4
午餐	稻米（饭）	26 × 5		豆腐	99
	猪舌	36		荠菜	336 × 0.5
	莴苣笋	921 × 0.5		鸭蛋	51
	梨	375		油	9 × 1.5
	油	9 × 1.5			

表 4-33　1 800 千卡的食谱例 5

餐别	食品名称	重量（克）
早餐	凉粉	243 × 2
	牛奶粉	17 × 2
午餐	稻米（饭）	26 × 5
	猪心	69
	卷心菜	423 × 0.5
	西瓜	449
	油	9 × 1.5
晚餐	稻米（饭）	26 × 3
	油豆腐	33
	粉丝	27
	鳝丝	149
	丝瓜	482 × 0.5
	油	9 × 1.5

表 4-34　1 800 千卡的食谱例 6

餐别	食品名称	重量（克）
早餐	花卷	41 × 2
	牛奶粉	17 × 2
午餐	稻米（饭）	26 × 5
	小黄鱼	129
	扁豆	273 × 0.5
	油	9 × 1.5
晚餐	稻米（饭）	26 × 4
	素鸡	42
	鸭蛋	51
	韭菜	342 × 0.5
	香蕉	168
	油	9 × 1.5

表4-35　1 800千卡的食谱例7

餐别	食品名称	重量（克）
早餐	燕麦片	25×2
	牛奶	148×2
午餐	稻米（饭）	26×5
	猪蹄髈	34×1.5
	黄瓜	579×0.5
	油	9×1.5
晚餐	稻米（饭）	26×4
	虾皮	52×0.5
	豆腐	99
	茭白	470×0.5
	葡萄	243
	油	9×1.5

表4-36　1 800千卡的食谱例8

餐别	食品名称	重量（克）
早餐	花卷	41×2
	豆浆粉	19×2
午餐	稻米（饭）	26×5
	叉烧肉	29
	卷心菜	423×0.5
	西瓜	449
	油	9×1.5
晚餐	稻米（饭）	26×4
	油豆腐	33
	猪肉（瘦）	56
	洋葱	228×0.5
	油	9×1.5

表4-37　1 800千卡的食谱例9

餐别	食品名称	重量（克）
早餐	花卷	41×2
	豆浆	615×2
午餐	稻米（饭）	26×5
	猪小排	40
	萝卜	426×0.5
	南瓜	428×0.5
	油	9×1.5
晚餐	稻米（饭）	26×3
	豆腐	99
	鲫鱼	137
	芋头	136
	香蕉	168
	油	9×1.5

表4-38　1 800千卡的食谱例10

餐别	食品名称	重量（克）
早餐	豆浆	615×2
	面包（咸）	33×2
午餐	稻米（饭）	26×5
	油豆腐	33
	卷心菜	423×0.75
	鸭蛋	51
	油	9×1.5
晚餐	稻米（饭）	26×3
	榨菜	276×0.25
	猪肉（肥瘦）	20
	栗子	36
	西瓜	449
	油	9×1.5

表 4-39　1 800 千卡的食谱例 11

餐别	食品名称	重量（克）
早餐	花卷	41×2
	牛奶粉	17×2
午	稻米（饭）	26×5
	梭子蟹	171
	茄子	410
餐	葡萄	243×0.5
	油	9×1.5
晚	稻米（饭）	26×3
	猪肉（肥瘦）	20
	豆腐	99
	马铃薯	126
餐	葡萄	243×0.5
	油	9×1.5

表 4-40　1 800 千卡的食谱例 12

餐别	食品名称	重量（克）
早餐	烧饼（咸）	28×2
	豆浆粉	19×2
午	稻米（饭）	26×5
	鸡蛋（红壳）	58
	卷心菜	423×0.25
餐	番茄	434×0.25
	油面筋	16
	油	9×1.5
晚	稻米（饭）	26×3
	猪小排	40
	马铃薯	126
餐	绿豆芽	444×0.5
	葡萄	243
	油	9×1.5

表 4-41　1 800 千卡的食谱例 13

餐别	食品名称	重量（克）
早餐	花卷	41×2
	牛奶	148×2
午	稻米（饭）	26×5
	素鸡	42
	鸡蛋（红壳）	58
餐	丝瓜	482×0.6
	油	9×1.5
晚	稻米（饭）	26×4
	猪舌	36
	竹笋	668×0.2
	小白菜	658×0.2
餐	梨	375
	油	9×1.5

表 4-42　1 800 千卡的食谱例 14

餐别	食品名称	重量（克）
早餐	花卷	41×2
	豆浆粉	19×2
午	稻米（饭）	26×5
	鳝丝	149
	洋葱	228×0.25
餐	刀豆	249×0.5
	油	9×1.5
晚	切面	32×4
	猪肉（肥瘦）	20
	百叶	31
	榨菜	276×0.25
餐	梨	375
	油	9×1.5

表 4-43　1 800 千卡的食谱例 15

餐别	食品名称	重量（克）
早餐	莲子	26
	枣干	43
	豆浆粉	19×2
午餐	稻米（饭）	26×5
	盐水鸭（熟）	32
	海带（浸）	571×0.5
	豆腐	99
	葡萄	243×0.5
	油	9×1.5
晚餐	馄饨皮	32×4
	猪肉（肥瘦）	20
	小白菜	658×0.5
	葡萄	243×0.5
	油	9×1.5

表 4-44　1 800 千卡的食谱例 16

餐别	食品名称	重量（克）
早餐	稻米（粥）	26×2
	肉松	20×0.5
	牛奶	148×2
午餐	稻米（饭）	26×5
	鸡蛋（红壳）	58
	番茄	434×0.3
	芹菜	865×0.2
	油	9×1.5
晚餐	稻米（饭）	26×4
	猪肉（里脊）	52×0.5
	百叶	31
	萝卜	426×0.5
	油	9×1.5

表 4-45　1 800 千卡的食谱例 17

餐别	食品名称	重量（克）
早餐	赤豆	29
	枣干	43
	豆浆粉	19×2
午餐	稻米（饭）	26×5
	鸡（肉鸡）	28
	萝卜	426×0.5
	香蕉	168
	油	9×1.5
晚餐	稻米（饭）	26×4
	素鸡	42
	猪肉（瘦）	56
	蒜苗	263×0.5
	油	9×1.5

表 4-46　1 800 千卡的食谱例 18

餐别	食品名称	重量（克）
早餐	绿豆	28
	百合	68
	牛奶粉	17×2
午餐	稻米（饭）	26×5
	带鱼	83
	芹菜	865×0.5
	梨	375
	油	9×1.5
晚餐	稻米（饭）	26×4
	香豆腐干	54
	午餐肉	35
	茭白	470×0.5
	油	9×1.5

表4-47	1 800 千卡的食谱例19	
餐别	食品名称	重量（克）
早餐	面包（咸）	33×2
	牛奶	148×2
午餐	稻米（饭）	26×5
	鲳鱼	80
	萝卜	426×0.5
	苹果	228
	油	9×1.5
晚餐	稻米（饭）	26×4
	臭干	81
	猪肉（肥瘦）	20
	茭白	470
	油	9×1.5

表4-48	1 800 千卡的食谱例20	
餐别	食品名称	重量（克）
早餐	馒头	43×2
	牛奶粉	17×2
午餐	稻米（饭）	26×5
	河虾	110
	萝卜	426×0.5
	梨	375
	油	9×1.5
晚餐	稻米（饭）	26×4
	豆腐	99
	猪肉（肥瘦）	20
	荠菜	336×0.25
	蘑菇（鲜）	404×0.25
	油	9×1.5

四、不同热量的食谱5套

糖尿病病人可根据自己的生活习惯,合理安排每日三餐的食谱。在此列举不同热量的食谱5套(表4-49～4-53,图4-1～4-4)。

表4-49　1 400 千卡的食谱

餐别	食物类别及份数						食品名称	重量（克）	碳水化合物（克）	蛋白质（克）	脂肪（克）
	I	II	III	IV	V	VI					
早餐	2						面粉	26×2	19.2×2	2.6×2	0.3×2
			1				豆奶	267	0	6.4	4.0
午餐	4						切面	32×4	18.8×4	2.9×4	0.3×4
		1					牛肉（瘦）	75	0.9	15.2	1.7
			1				内酯豆腐	163	4.7	8.6	3.1
					0.5		洋葱	228×0.5	16.6×0.5	2.3×0.5	0.4×0.5
						1	豆油	9	0	0	8.9
	1						草莓	309	18.0	3.0	0.6

餐别	食物类别及份数						食品名称	重 量（克）	碳水化合物（克）	蛋白质（克）	脂 肪（克）
	I	II	III	IV	V	VI					
晚餐	3						稻米	26×3	20.1×3	1.9×3	0.2×3
		0.5					猪肉(瘦)	56×0.5	0.8×0.5	11.4×0.5	3.5×0.5
					0.5		茭白	470×0.5	13.9×0.5	4.2×0.5	0.7×0.5
						1	豆油	9	0	0	8.9
小计	9	1	1.5	2	2	1	各营养素的总重量（克）	213.15	64.25	31.9	
							各营养素产生的热量（千卡）	852.6	257.0	287.1	
总计	每日16.5份						总热量（千卡）		1 396.7		
							各营养素占总热量的百分率	61.04	18.4	20.56	

表4-50　1 600 千卡的食谱

餐别	食物类别及份数						食品名称	重 量（克）	碳水化合物（克）	蛋白质（克）	脂 肪（克）
	I	II	III	IV	V	VI					
早餐	2						苏打饼干	22×2	16.8×2	1.9×2	1.7×2
			1				牛奶	148	5.0	4.4	4.7
午餐	4						馄饨皮	32×4	18.8×4	2.9×4	0.3×4
		1					猪肉(肥瘦)	20	0.5	2.7	7.5
			1				香豆腐干	54	1.8	8.6	4.2
						0.5	萝卜	426×0.5	16.0×0.5	3.2×0.5	0.4×0.5
					1.5		豆油	9×1.5	0	0	8.9×1.5
				1			梨	375	20.5	1.1	0.3
晚餐	4						稻米	26×4	20.1×4	1.9×4	0.2×4
				1			海虾	198	1.5	17.0	0.6
						0.5	蒜苗	263×0.5	13.4×0.5	4.5×0.5	0.9×0.5
					1		豆油	9	0	0	8.9
小计	10	1	2	2	2.5	1	各营养素的总重量（克）	233.2	60.65	45.6	
							各营养素产生的热量（千卡）	932.8	242.6	410.4	
总计	每日18.5份						总热量（千卡）		1 585.8		
							各营养素占总热量的百分率	58.82	15.3	25.88	

表 4-51　1 800 千卡的食谱

餐别	I	II	III	IV	V	VI	食品名称	重量（克）	碳水化合物（克）	蛋白质（克）	脂肪（克）
早餐	2						面包（咸）	33×2	16.6×2	3.0×2	1.3×2
			2				牛奶粉	17×2	8.7×2	3.4×2	3.5×2
午餐	5						稻米	26×5	20.1×5	1.9×5	0.2×5
				1			墨鱼	142	3.3	14.8	0.9
				1			香豆腐干	54	1.8	8.6	4.2
						0.5	芹菜	865×0.5	14.3×0.5	4.6×0.5	0.6×0.5
					2		豆油	9×2	0	0	8.9×2
		1					苹果	228	21.3	0.3	0.3
晚餐	4						稻米	26×4	20.1×4	1.9×4	0.2×4
				1			鸡蛋（红壳）	58	0.7	6.6	5.7
						0.5	丝瓜	482×0.5	14.4×0.5	4.0×0.5	0.8×0.5
					1		豆油	9	0	0	8.9
小计	11	1	2	3	3	1	各营养素的总重量（克）	272.95	64.5	49.9	
							各营养素产生的热量（千卡）	1 091.8	258.0	449.1	
总计	每日 21 份						总热量（千卡）			1 798.9	
							各营养素占总热量的百分率	60.69	14.34	24.97	

表 4-52　2 000 千卡的食谱

餐别	I	II	III	IV	V	VI	食品名称	重量（克）	碳水化合物（克）	蛋白质（克）	脂肪（克）
早餐	3						年糕	58×3	19.8×3	1.9×3	0.4×3
				0.5			鹌鹑蛋	58×0.5	1.1×0.5	6.4×0.5	5.6×0.5
			1				酸奶	111	10.3	2.8	3.0
午餐	5						挂面	26×5	19.6×5	2.5×5	0.2×5
				1			带鱼	83	2.0	11.1	3.1
						0.5	刀豆	249×0.5	12.1×0.5	7.1×0.5	0.5×0.5
				2			百叶	31×2	1.4×2	7.5×2	4.9×2
					2		豆油	9×2	0	0	8.9×2
		1					枇杷	373	19.6	1.8	0.5
晚餐	5						稻米	26×5	20.1×5	1.9×5	0.2×5
				1			猪大排	44	0.5	5.5	6.2
						0.5	菠菜	374×0.5	9.3×0.5	8.7×0.5	1.0×0.5
					1		豆油	9	0	0	8.9

餐别	食物类别及份数 I	II	III	IV	V	VI	食品名称	重量（克）	碳水化合物（克）	蛋白质（克）	脂肪（克）
小计	13	1	2.5	3	3	1	各营养素的总重量（克）	304.35	75.0	56.05
							各营养素产生的热量（千卡）	1 217.4	300.0	504.45
总计	每日23.5份						总热量（千卡）			2 021.85	
							各营养素占总热量的百分率	60.21	14.84	24.95

表4-53 2 200 千卡的食谱

餐别	食物类别及份数 I	II	III	IV	V	VI	食品名称	重量（克）	碳水化合物（克）	蛋白质（克）	脂肪（克）
早餐	2						烧饼（咸）	28×2	13.1×2	3.2×2	2.7×2
	1						油条	23	11.7	1.6	4.1
						2	牛奶	148×2	5.0×2	4.4×2	4.7×2
午餐	6						稻米	26×6	20.1×6	1.9×6	0.2×6
			1.5				草鱼	122×1.5	0	11.9×1.5	3.7×1.5
				0.5			发芽豆	76×0.5	11.3×0.5	7.8×0.5	0.4×0.5
						2	豆油	9×2	0	0	8.9×2
		1					橙	258	20.1	1.5	0.4
晚餐	6						稻米	26×6	20.1×6	1.9×6	0.2×6
			1				鸡翅	59	1.9	7.2	4.9
				0.5			番茄	434×0.5	14.7×0.5	3.8×0.5	0.8×0.5
				1			素鸡	42	1.4	6.9	5.2
						1	豆油	9	0	0	8.9
小计	15	1	2.5	3	3	1	各营养素的总重量（克）	325.5	78.85	64.65
							各营养素产生的热量（千卡）	1 302.0	315.4	581.85
总计	每日25.5份						总热量（千卡）			2 199.25	
							各营养素占总热量的百分率	59.20	14.34	26.46

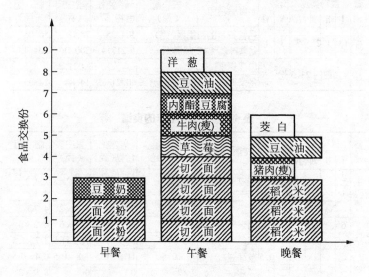

图 4-1　1 400 千卡的食谱

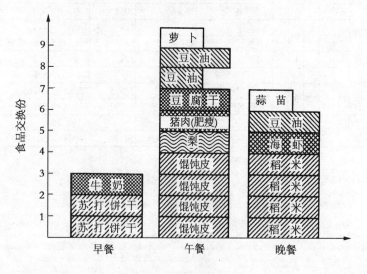

图 4-2　1 600 千卡的食谱

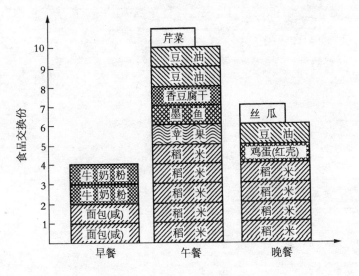

图 4-3　1 800 千卡的食谱

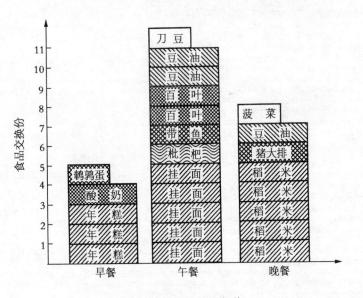

图 4-4　2 000 千卡的食谱

第五章

饮食治疗的误区

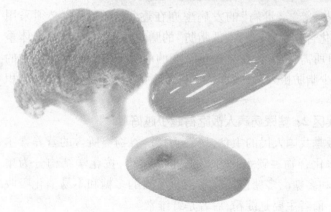

糖尿病病人在饮食治疗中有许多误区,本章列举常见的错误认识,力图用通俗的语言对病人进行科学的健康教育,帮助病人走出误区,使病人把健康知识变为健康行为。

一、谷物类的误区

■误区1：与国际接轨,学习西方"三高一低"——高热量、高脂肪、高蛋白、低纤维素的膳食结构

西方"三高一低"膳食结构可导致许多"富贵病",如肥胖症、糖尿病、心脑血管疾病、便秘、癌症(如结肠癌、乳腺癌等)。就糖尿病的发病率与病情严重程度来看,现代比古代、发达国家比发展中国家的发病率高且严重,这显然是膳食结构的不合理导致的。

我国居民素以植物性食物为主,即谷物类为主。但随着生活水平的提高,人们自觉或不自觉地学习西方,膳食结构正发生急剧的变化,粮食消费逐年下降,且越吃越精,动物性食物成倍增长,高热量的食物(如巧克力等)、高脂肪的西方快餐(如肯德基等)不断增加。加上老年人咀嚼功能的衰退,致进食量减少,纤维素摄入困难。糖尿病等"富贵病"的发病率亦在逐年上升,因此必须采用"高碳水化合物、高纤维素、低脂肪"的膳食结构,即根据标准体重确定每日所需总热量,在总热量不变的前提下增加碳水化合物的比例,减少脂肪摄入量,多食富有纤维素的粗杂粮及低热量、体积大的蔬菜。

■误区2：糖尿病病人饭吃得越少越好

米饭是我国人民的主食,属谷物类。谷物类所含的营养素主要是碳水化合物。碳水化合物也称"糖类",按化学结构分为单糖、双糖和多糖。多糖包括容易消化吸收的多糖和不易消化吸收的多糖。前者主要是淀粉,后者是纤维素。

糖类是机体的重要构成物质,它的主要功能是供给热能,人体一半以上的热能来自食物中的糖类。糖类食物经消化变成葡萄糖,被吸收入血液,运到各脏器。基础代谢产生热能的1/5是供给脑的,而脑的能量仅来源于葡萄糖。其他脏器如心、肝、肾等同样需要葡萄糖。

　　糖尿病病人的饭应该多吃还是少吃,是不是越少越好呢? 在不同年代和不同国家看法不一。20 世纪 20 年代前主张饥饿疗法,即饭吃得越少,血糖可越低。实践证明这种方法无效。西方人粮食吃得少,糖尿病发病多而重;而东方人粮食吃得多,糖尿病发病却少而轻。再从代谢角度来分析,米饭(主食)吃得少了,没有足够的碳水化合物,葡萄糖的来源减少,不能维持正常的血糖量。病人处于饥饿状态,能源缺乏,身体会将贮存于体内的糖原变成葡萄糖。机体内贮存的糖用完后,便分解肌肉,动用蛋白质来供能,使蛋白质不能发挥更重要的作用;也会动用脂肪,脂肪分解过盛又会产生过多的脂肪酸和一种称为酮体的物质。酮体生成过多,超出人体对它的利用能力时导致酮症酸中毒发生。除酮症酸中毒外,还会出现高脂血症、饥饿性高血糖。饥饿性高血糖可以影响降糖药的疗效。长期代谢紊乱及营养素摄入太少,使机体消瘦、抵抗力降低及发生感染等各种并发症,使病情加重或反复。

　　相反,在总热量不变的前提下,适度地增加食物中的碳水化合物含量,非但不会升高血糖,还会增加周围组织对胰岛素的敏感性,从而改善葡萄糖耐量,尤其对轻型的Ⅱ型糖尿病病人有利。目前一般认为碳水化合物在总热量中的比例可占 55% ~ 65%。重症病人的碳水化合物摄入量仍应限制,病情缓解后也可逐渐增加食物中的碳水化合物含量。必须强调,多吃饭的前提是摄取的总热量不变,换言之,增加了饭量,就要相应减少蛋白质和脂肪的摄入量。所以,应保持我国膳食"五谷为养"的优良传统,防止发达国家的弊端。

■误区 3：糖尿病病人必须忌糖

　　这里所说的"糖"不是营养学里的糖类(碳水化合物),而是一般人理解的糖,指食糖、糖果和甜食。食糖的主要成分是蔗糖,属双糖,有白砂糖、绵白糖、黄糖、红糖、方糖、片糖、冰糖等;糖果和甜食包括各种果糖、汽水、甜饮料、蛋糕、布丁、巧克力和冰淇淋等。

　　对糖尿病病人来说,传统的观点是"必须忌糖"。"糖"很容易在肠道吸收,直接以葡萄糖形式进入血液,使血糖很快升高,如不加限制地摄取,会加重胰岛负担,不利于糖尿病的控制,故要忌糖。

目前香港有人主张如果每天都吃低脂肪、高纤维素食物,则每天可吃不超过 25 克的糖,这些糖作为调味品掺入其他食物。果糖也不宜吃太多。西方有的国家主张每天可进总热量 5% 的糖,但必须同时食用高纤维素食物,以减慢肠道对糖的吸收,不使餐后血糖迅速升高。

近几年一些学者研究用单糖或双糖取代淀粉,结果表明对血糖的影响无显著差异。从取代的时间来看,短期取代与长达 28 天的取代都是同样的结果。如蔗糖对血糖的影响与面包、大米、马铃薯对血糖的影响相似,果糖引起的血糖反应比淀粉类轻。但应该强调的是"取代",而不是"外加",即必须在饮食总热量保持不变的前提下取代。

因此,糖尿病病人不必害怕少量的食糖和糖果。

▓误区 4:糖精可致膀胱癌,不能食用

过去曾有这种说法,大剂量糖精可使实验动物发生膀胱癌。但 1985 年美国医学科学委员会的结论是:"对于人类,有证据表明使用甜味剂,包括糖精,不会增加膀胱癌的发生。"根据现有资料,糖精和蛋白糖(aspartame)这两种甜味剂,都被美国食物和药物管理局(FDA)批准使用,美国糖尿病学会也鼓励使用。因它们属非热量性(营养性)甜味剂,不产热,对血糖亦无影响,糖精甜度为蔗糖(食糖)的 300～500 倍,但每日用量应＜1 克,妊娠期不用为宜。蛋白糖的每日用量＜50 毫克/千克体重。所以,糖精和蛋白糖是糖尿病病人理想的甜味剂。

二、水果类的误区

▓误区 1:糖尿病病人可以多吃水果

水果的色、香、味俱佳。新鲜水果含丰富的维生素 A、维生素 C、大量钾离子、果胶和果糖等。就果糖而言,甜度高,对血糖的影响要比蔗糖小,对防止餐后血糖升高是有利的。因此,对糖尿病病

人来说是有益的食物。

但并不是所有的糖尿病病人都能吃水果,只有在血糖控制良好的前提下,具体讲,空腹血糖 < 7.8 mmol/L,餐后血糖 < 10 mmol/L才能吃水果。病情控制不好,还是不吃水果为好。

当严重感染无食欲时,为预防低血糖,允许吃少量水果来代替主食,但要计量,并注意监测血糖和尿糖水平。重症糖尿病病人不宜吃过多的水果,以免加重病情。

■■誤区2:水果产热量少,糖尿病病人多吃水果不会胖

水果含果糖较多,还含蔗糖、葡萄糖和淀粉。果糖与其他碳水化合物所产生的热量相同。水果中的这些碳水化合物虽然产热量低,但多吃便会产生很多热量,热量过剩同样也会发胖。如258克(5两)橙子的产热量同26克(0.5两)米饭相同,因此必须计算热量,确定水果的量,不能随意多吃。怎样计算呢?在血糖不高的前提下,一般每天可吃1个交换份的水果。如苹果不得超过228克(4.5两),梨不得超过375克(7.5两)。吃水果亦应监测血糖和尿糖水平,家里有袖珍血糖仪的话,吃水果后测一次血糖,如尿糖、血糖增高,则应减少主食。例如偶然一次吃水果量较多,吃了456克(9两)苹果,那么应减少1个交换份的主食,即减少26克(0.5两)饭,但尽量不要随意多吃水果。

多吃水果,使果糖摄入过多,还会引起人体缺铜,缺铜会使血胆固醇增加,这对糖尿病并发心血管病的病人来说是很不利的。

■■誤区3:橙是糖尿病病人选择的最佳水果

糖尿病病人选择水果有两条原则:① 纤维素含量多;② 不可太甜。各种水果中纤维素的含量见表5-1。纤维素含量高的水果有猕猴桃等。各种水果的含糖量见表5-2。含糖量低的水果有白瓜、柠檬、西瓜、杨梅等。

选择水果应注意:① 同一种水果,不同产地不同品种,其成分也可能不完全相同;② 宜选用新鲜水果,不食含糖量高的罐头水果(但不加糖的罐头水果例外);③ 新鲜果汁虽不加糖,但含纤

维素低,比不上新鲜水果;④ 苹果、梨等水果连皮吃能增加纤维素。

橙含维生素C(33毫克/100克)丰富,次于山楂、草莓、桂圆、荔枝,而高于其他水果。橙还含有大量无机盐,糖尿病病人可以选择橙。但橙含纤维素量为0.6克/100克,在水果中属中等偏低,含糖量为10.5%,属中等偏高。所以不能作为糖尿病病人的最佳水果。

表5-1　各种水果中纤维素的含量

水果名称	纤维素含量(克)		水果名称	纤维素含量(克)	
	每100克	每1个食品交换份		每100克	每1个食品交换份
黄岩蜜橘	0.1	0.2	苹　果	1.2	2.1
西　瓜	0.2	0.5	香　蕉	1.2	1.2
哈密瓜	0.2	0.5	杨　桃	1.2	3.7
葡　萄	0.4	0.8	菠　萝	1.3	2.9
柚	0.4	0.9	芒　果	1.3	3.7
荔　枝	0.5	0.6	柠　檬	1.3	3.3
橙	0.6	1.1	桃	1.3	2.4
芦　柑	0.6	1.3	杏	1.3	3.3
红　橘	0.7	1.6	柿	1.4	1.8
枇　杷	0.8	1.8	鲜　枣	1.9	1.4
白　瓜	0.9	8.1	梨	2.0	5.6
李	0.9	2.3	猕猴桃	2.6	4.2
杨　梅	1.0	3.2	椰　子	4.7	1.8
草　莓	1.1	3.3			

■误区4:多吃水果可代替吃蔬菜

水果和蔬菜的营养成分有相似之处,可以作为人体必不可少的"三大要素"——维生素、无机盐和微量元素以及纤维素的主要来源。但两者又有很大差别,水果是第Ⅱ类食物,以碳水化合物为主要营养素,碳水化合物中又以果糖为主;蔬菜不含脂肪、蛋白质含量亦极少,碳水化合物比水果少,无机盐、微量元素和纤维素的含量比有些水果多。各种维生素在不同种类的水果和蔬菜中的含量各不相同。根据食品交换法,主要产热营养素的含量相似才能进行交换,水果只能与以碳水化合物为主要营养素的第Ⅰ类谷物进行交换,而不能与蔬菜交换,即不能替代蔬菜。

蔬菜与动物性蛋白质同食,具有增加蛋白质在肠内吸收率的独特作用。水果季节性强,而蔬菜种类远远多于水果。不同种类蔬菜的营养成分可互补,使营养全面、均衡。蔬菜的产热量低,可以多吃。但对水果类来说,同一天吃1种或吃2~3种水果,营养素仍不全面,而摄入的热量已过多。所以从营养学角度来看,蔬菜是必不可少的,而水果只能是蔬菜的补充。在日常生活中只要有足够的蔬菜,少吃或不吃水果都不会影响健康。

表5-2 各种水果的含糖量

水果名称	含糖量(克)		水果名称	含糖量(克)	
	每100克	每1个食品交换份		每100克	每1个食品交换份
白 瓜	1.7	15.3	菠 萝	9.5	20.9
柠 檬	4.9	12.6	芦 柑	9.7	20.3
杨 梅	5.7	18.3	葡 萄	9.9	20.7
草 莓	6.0	18.0	橙	10.5	20.1
杨 桃	6.2	19.2	桃	10.9	20.4
芒 果	7.0	19.7	猕猴桃	11.9	19.1
梨	7.3	20.5	苹 果	12.3	21.3
哈密瓜	7.7	20.4	黄岩蜜橘	12.5	19.7
李	7.8	19.5	荔 枝	16.1	20.7
杏	7.8	19.5	柿	17.1	21.7
西 瓜	7.9	20.9	香 蕉	20.8	20.6
枇 杷	8.5	19.6	椰 子	26.6	10.4
柚	9.1	20.0	鲜 枣	28.1	21.1
红 橘	9.1	20.5			

三、肉类的误区

■误区1：糖尿病病人应该少吃肉类食物

肉类食物包括畜、蛋、禽和水产类，含优质的动物性蛋白质，既有人体自身不能合成的各种必需氨基酸，而且相互间比例也恰当。肉类中含量较高的赖氨酸能补充谷物中赖氨酸的不足。肉类食物含脂溶性维生素和无机盐，铁的利用率也高。水产品，尤其是海产鱼，含不饱和脂肪酸，能防止血栓的形成和降低血脂。所以肉类食物不应少吃，应按食品交换份额食用。但肾、脑等含胆固醇高的内脏应少吃。肥肉、家禽的皮等含脂肪量高，也应少吃。

■误区2：糖尿病病人的饭量要限制，肉类食物就不必限量了

肉类食物以蛋白质为主要营养素，1个食品交换份的肉类食物中蛋白质的含量平均为10.4克，而谷物仅为2.7克。肉类食物也含不少脂肪。摄入过多的蛋白质会加重肾脏负担，导致糖尿病性肾病；过多的脂肪会导致肥胖、血脂升高、动脉硬化等，糖尿病病人脂肪过多还易发生酮症酸中毒；过多的蛋白质和脂肪会转化为葡萄糖，使糖尿病不易控制，即使加服降糖药也不能获得理想的效果。我国部分大城市有过多进食肉类食物的趋势，糖尿病病人应特别注意。

■误区3：糖尿病病人的肉类食物已限量，肉汤就不必限量了

肉类食物所含的主要营养素是蛋白质，蛋白质遇热凝固，烧熟后绝大部分蛋白质都在肉里，但汤中仍含少量蛋白质。肉里的一些肌酸、肌酐、嘌呤等含氮化合物及少量氨基酸溶于汤中，使汤味道鲜美，可增加消化液的分泌，有利于营养物质的消化吸收，使饭量增加，容易打乱饮食计划。肉汤中含脂肪亦多，不限量会使摄入的热量增加。因此，糖尿病病人肉类食物应该限量，肉汤也不宜过量，尤其是广东人喝的老煲汤。

■误区4：糖尿病病人吃猪肉只要注意限量，不必讲究加工、烹调方法

糖尿病病人吃猪肉应该按食品交换法计算交换份及重量，也

应该注意加工和烹调方法。

（1）鲜猪肉不宜用热水浸洗：猪肉中的肌肉和脂肪组织中的肌溶蛋白，含有谷氨酸、谷氨酸钠盐和有机酸等各种鲜味成分。用热水浸时，大量肌溶蛋白就会溶于水中，丢失不少营养物质，鲜味成分也被浸出而影响肉的鲜味。因此不要为洗得干净而用热水浸泡清洗。可以先用干净布擦去污垢，然后用冷水快速冲洗干净即可。

（2）煮肉或煮肉骨头时不可添加冷水：在煮肉或煮肉骨头过程中发现水少时，常有人加入冷水，这样会使汤的温度突然下降，肉或肉骨头中的蛋白质和脂肪迅速凝固，肉、骨表面的空隙急剧收缩，不易烧酥，而且影响汤的味道。因此在烧肉、肉骨头过程中只能加热水。

其实，以上两点也是一般健康人应该注意的。

■误区5：烹调油限量，糖尿病病人就吃熏烤食物

糖尿病病人的烹调每日用油限量为 20～30 毫升，不足以煎、炸、炒所用，这是大伤脑筋的事，因此有人就吃熏烤食物，如烟熏鱼、香肠等。但熏烤时，烟气中的苯并芘是一种致癌物质，它会残留在食物表面，熏烤的时间愈长，食物离烟火愈近，苯并芘的含量就愈高，所以不宜经常吃熏烤食物。

■误区6：红肉的脂肪含量比白肉低，因此红肉比白肉好

红肉指畜肉（猪、羊、牛），白肉指禽（鸡、鸭、鸽）和水产类（鱼类），各种肉类的瘦肉中含脂肪量从低至高依次为鱼、禽、蛋、畜肉，畜肉中含脂肪量从低至高为牛、羊、猪。胆固醇含量也是白肉低于红肉。因此从低脂饮食的要求来选择食物，白肉比红肉好，首选白肉，并应改变以猪肉为主的动物性食物结构。正如中国营养学会 1997 年提出的膳食指南第 4 条说的："经常吃适量鱼、禽、蛋、瘦肉"，选择肉类食物依次为鱼、禽、蛋和瘦肉。

但红肉含较多的铁质，它比植物性铁质容易吸收，因此也不应不吃红肉，每天进食的肉类要包括红肉和白肉。

■误区7：胆固醇有害无益

我们应该一分为二地看待胆固醇，它有着重要的生理功能。

胆固醇属脂肪类物质,是细胞膜的重要构成成分之一,也是脑细胞的重要成分,还是胆汁和性激素的原料,对身体发育十分重要。而且胆固醇又是维持白细胞吞噬衰老、损伤细胞和癌细胞这类特殊免疫功能不可缺少的物质。高龄者胆固醇均高,因而有人认为胆固醇高者能长寿;而长期低胆固醇者却是"危险者",易患肿瘤、慢性阻塞性肺部疾病等。

胆固醇"闯祸"的前提是血胆固醇过高——血胆固醇过高才会形成粥样(蜡样)脂肪而沉积于血管壁,使心脏病和血管病的发病率增加。

为什么胆固醇会过高呢?让我们看看胆固醇的来源和调节。植物性食物不含胆固醇,胆固醇只存在于动物性食物中。人体可从后者摄取胆固醇,也可自身制造,身体制造的比从食物中摄取的还多。过量的动物脂肪在体内可转化为胆固醇。体内胆固醇的量大部分能自动调节。进食增多时,自身制造减少;反之,则增加。以此来维持体内胆固醇量的恒定。胆固醇过高可能与体质有关,但更重要的是饮食不当。如果长期摄入过量胆固醇,身体调节功能失效,血胆固醇含量就会升高。

血液中胆固醇含量正常值＜6.5 mmol/L(＜250毫克/100毫升)。过高的血胆固醇是心血管疾病的重要致病因素之一。心血管病的危险因素除了糖尿病和高胆固醇血症外,还有高血压、吸烟、缺少运动及遗传等因素。胆固醇致病与其存在形式有关,胆固醇如果存在于低密度脂蛋白(LDL)中,则容易沉积在血管壁引起动脉硬化;而存在于高密度脂蛋白(HDL)中,却能防止动脉硬化。

■误区8:高龄糖尿病病人必须经常检查血胆固醇并严格限制胆固醇的摄入量

对45岁以上男性、绝经期后的妇女、体力劳动少、有高血脂家族史的糖尿病病人,经常检查血胆固醇是必要的,并且不应过多摄入胆固醇高的食物,如蛋黄、内脏、全脂奶粉等。每日胆固醇摄入量不超过300毫克。常见食物的胆固醇含量见表5-3。

表5-3　各种食物中胆固醇的含量

食物名称	胆固醇含量(毫克) 每100克	每1份	食物名称	胆固醇含量(毫克) 每100克	每1份	食物名称	胆固醇含量(毫克) 每100克	每1份
畜肉 香肠	82	12.9	禽肉 鹌鹑	157	114.2	鱼 鱼片干	307	81.1
叉烧肉	68	19.5	鸽	99	39.4	鱼松	240	63.4
方腿	45	30.8	鸡	106	50.8	软体动物 蚌肉	148	166.8
火腿	120	30.2	鸡翅	113	46.6	淡菜(干)	493	111.1
牛肉(肥瘦)	84	35.4	鸡腿	162	71.6	淡菜(鲜)	123	123.0
牛肉(瘦)	58	43.8	鸭	94	31.3	海蜇皮	8	19.4
兔肉	59	46.3	鸭翅	49	26.8	海蜇头	10	10.8
午餐肉	56	19.6	盐水鸭(熟)	81	20.8	蛤蜊	156	402.6
羊肉(肥瘦)	92	37.2	鸭肫	153	133.0	墨鱼	226	220.5
羊肉(瘦)	60	40.7	炸鸡	198	56.8	鲜贝	116	120.5
猪大肠	137	57.4	蛋 鹌鹑蛋	515	257.5	鱿鱼	268	285.9
猪大排	165	50.0	鸡蛋	585	339.1	虾、蟹 对虾	193	166.0
猪肚	165	120.0	松花蛋	595	267.4	海虾	117	118.5
猪肺	290	276.2	鸭蛋	565	251.1	河虾	240	228.6
猪肝	288	178.6	鱼 马鲛鱼	75	40.0	基围虾	181	143.4
猪肉(肥)	109	10.7	鳊鱼	94	55.7	明虾	273	256.9
猪肉(肥瘦)	80	16.2	草鱼	86	61.4	虾米	525	215.4
猪后蹄口	145	36.3	鲳鱼	77	43.4	虾皮	428	223.8
猪肉(五花)	98	22.5	带鱼	76	47.9	河蟹	267	207.4
猪肉(腿)	79	33.3	海鳗	71	46.6	青蟹	119	119.0
猪肉(瘦)	81	45.3	鳝鱼	126	113.3	梭子蟹	242	203.8
猪肉松	111	22.4	鲫鱼	130	96.3	甲鱼	101	68.5
猪舌	158	54.2	鲢鱼	99	77.6	豆乳类 豆奶	5	13.3
猪肾	354	295.0	鲤鱼	84	61.7	奶酪	11	2.7
猪蹄爪	192	57.7	泥鳅	136	113.3	牛奶	15	22.2
猪蹄筋	79	40.5	青鱼	108	74.5	全脂奶粉	110	18.4
猪小排	146	42.0	小黄鱼	74	59.8	酸奶	15	16.7
猪心	151	101.5	银鱼	361	242.7			

但高龄者过分限制胆固醇高的食物无多大意义。因为：① 有些人不管吃什么食物,胆固醇均不高；② 老人本来食量就少,再过分限制胆固醇的摄入会造成营养不足；③ 胆固醇大部分由肝脏

合成,仅小部分来自食物(30%);④ 由过量的饱和脂肪酸转化为胆固醇的量很少;⑤ 长寿者血胆固醇均高。故高龄糖尿病病人不一定要严格限制和经常检查血胆固醇。

■误区9:鸡蛋黄含胆固醇高,糖尿病病人不能吃

鸡蛋黄中胆固醇含量确实高,一只蛋黄的胆固醇含量为298毫克。但鸡蛋中的胆固醇与蛋白质结合,可形成一种脂蛋白,按其颗粒大小分为3种,其中2种是极低密度脂蛋白和低密度脂蛋白,会沉积在血管壁上;第3种是高密度脂蛋白,却能消除血管壁上的胆固醇。因此,鸡蛋中的成分可以相互制约,消除不利因素。此外,蛋黄中含有丰富的卵磷脂,能使脂肪和胆固醇颗粒变细,并保持悬浮状态,可被细胞充分吸收,为组织所利用,减少血胆固醇含量。有人认为蛋黄中的卵磷脂还有增强记忆力的作用。因此,糖尿病病人可以吃蛋黄。

■误区10:红壳鸡蛋比白壳鸡蛋有营养,鹌鹑蛋比红壳鸡蛋更有营养,糖尿病病人吃鹌鹑蛋更好

表5-4　白壳鸡蛋、红壳鸡蛋和鹌鹑蛋的营养成分比较

品种	蛋白质(克)		脂肪(克)		碳水化合物(克)		钙(毫克)		磷(毫克)		铁(毫克)		维生素A(微克)		维生素B$_1$(毫克)		维生素B$_2$(毫克)	
	每100克	每1份	每100克	每1份	每100克	每1份	每100克	每1份	每100克	每1份	每100克	每1份	每100克	每1份	每100克	每1份	每100克	每1份
白壳鸡蛋	12.7	7.4	9.0	5.2	1.5	0.9	48	28	176	102	2.0	1.2	310	180	0.09	0.05	0.31	0.18
红壳鸡蛋	12.8	6.6	11.5	5.7	1.3	0.7	44	23	182	93	2.3	1.2	194	99	0.13	0.07	0.32	0.16
鹌鹑蛋	12.8	6.4	11.1	5.6	2.1	1.1	47	24	180	90	3.2	1.6	337	169	0.11	0.06	0.49	0.25

我们把白壳鸡蛋、红壳鸡蛋和鹌鹑蛋的营养成分作一下比较(表5-4)。以1个食品交换份来看,白壳鸡蛋、红壳鸡蛋和鹌鹑蛋的重量分别为67克、58克、58克,其只数为1只、1只、5只。三大营养素的含量分别为:蛋白质7.4克、6.6克、6.4克,脂肪5.2克、5.7克、5.6克,碳水化合物0.9克、0.7克、1.1克。三者基本相似,两种鸡蛋的蛋白质含量略高于鹌鹑蛋,脂肪含量鹌鹑蛋介于两

种鸡蛋之间。从高蛋白、低脂肪角度看,似乎白壳鸡蛋最好。再看无机盐和维生素的含量,三者分别为:钙 28 毫克、23 毫克、24 毫克;磷 102 毫克、93 毫克、90 毫克;铁 1.2 毫克、1.2 毫克、1.6 毫克;维生素 A 180 微克、99 微克、169 微克;维生素 B_1 0.05 毫克、0.07 毫克、0.06 毫克;维生素 B_2 0.18 毫克、0.16 毫克、0.25 毫克(详见表 5-4)从以上的成分比较看,尽管 3 种蛋某些营养素的含量有些细小差别,但并不能说明哪一种更有营养,因此总体上营养价值是相似的。从价格角度看,要获取同样热量和营养素,相当于 1 个食品交换份的 5 只鹌鹑蛋的价格远远高于 1 只鸡蛋的价格,红壳鸡蛋又比白壳鸡蛋贵。

四、豆乳类的误区

■误区 1:既然肉类食物要限量,豆制品的营养价值亦高,糖尿病病人就多吃豆制品好了

豆制品中确实富含优质的植物蛋白质,营养价值高,但过量的豆制品也会加重肾脏负担,导致糖尿病性肾病。

蛋白质的质量取决于必需氨基酸。有 8 种氨基酸在人体内不能自己制造或制造速度远不能满足身体的需要,必须由食物供给,称为必需氨基酸。食物中含有的必需氨基酸越多,其质量越高。豆制品中所含的必需氨基酸较肉类少,且不完全,所以豆制品的质量不如肉类。人体对豆制品中蛋白质的吸收率亦较肉类低。为了使糖尿病病人摄入适量的优质蛋白质,且易吸收,应提倡混合膳食。其中动物蛋白与植物蛋白之比以 1:2 或 1:1 为宜。

■误区 2:豆制品不如肉类,糖尿病病人不要吃豆制品,只吃肉类食物

虽然豆制品的营养价值不如肉类食物,但大豆及其制品中蛋白质含量高,而且是优质的植物蛋白质。其中赖氨酸较丰富,有利于补充谷物等植物性蛋白质中赖氨酸的不足。大豆中不饱和脂肪酸的含量也高,还有较多的钙、磷、铁等无机盐、硫胺素、核黄素、烟酸等维生素以及纤维素。

笔者配制食谱的实践体会是：如果将豆制品的食品交换份额全转换成肉类食物，病人蛋白质的摄入量会过多（超过总热量的20%），而且脂肪摄入量也会增加，所以应提倡食用豆类食物。建议糖尿病病人每日摄入1个食品交换份的豆制品。豆制品可与肉类同煮，如腐竹煨瘦肉、豆腐蒸鱼等。我国部分大城市的居民已经倾向于食用更多的肉类食物，糖尿病病人更不能不吃豆制品，只吃肉类；农村和相当一部分城市的居民平均吃肉类食物的量还不够，糖尿病病人如再不吃豆制品，蛋白质的摄入量就不能满足需要，将会造成不利影响。

■误区3：糖尿病病人不宜喝牛奶

这种说法的理由是牛奶中饱和脂肪酸和胆固醇多，可诱发或加重冠心病和高血压，而这两种病正是糖尿病常见的并发症，因此糖尿病病人不宜喝牛奶。其实这种说法是没有根据的。

牛奶是理想的天然食物，含蛋白质、脂肪、碳水化合物、钙、磷、维生素A、维生素D、维生素B_2等，所含营养成分齐全，组成比例恰当，易消化吸收。牛奶富含优质蛋白质，其消化吸收率高于一般肉类；其中赖氨酸的含量很高，是谷类食物的良好天然互补食品。

牛奶中脂肪含量占1.6%，1个交换份中含4.3克，其中多数为饱和脂肪酸，饱和脂肪酸必须过量才会有少量转化为胆固醇。胆固醇含量占15%，1个交换份中含22克，而人体内胆固醇仅30%来自食物，大部分由肝脏制造。而且牛奶中有抑制肝脏合成胆固醇的物质，如乳清酸；牛奶中的钙质能减少人体对食物中胆固醇的吸收；牛奶中的某些氨基酸具有保持血管弹性、防止血管硬化的功能；其中所含的钙和某些氨基酸还能减少体内含钠量，因而能防止高血压。

因此，糖尿病病人不必担心牛奶会诱发或加重冠心病和高血压。

■误区4：牛奶对糖尿病病人十分有益，但有的人一喝牛奶就腹泻，也只好不喝

长期不喝牛奶的人，因消化道内一种消化牛奶的酶——乳糖

酶的数量不足或活力低下,不能分解乳糖。乳糖在大肠内被细菌发酵分解,产生二氧化碳、乳酸和水,这些气体和酸性物质刺激胃肠道,出现腹痛、腹胀、腹泻。如果慢慢增加牛奶的分量,分多次少量喝牛奶,或改喝酸奶,酸奶中乳糖的含量比普通牛奶少,经过一段时间,可以诱导产生乳糖酶,其活性也会增加,这样还是可以喝牛奶的。

误区5:糖尿病病人补钙,骨头汤比牛奶更好

糖尿病病人存在着不同程度的钙磷代谢紊乱,钙处于负平衡状态,会加速中老年病人骨骼脱钙,造成骨质疏松,容易骨折。因此糖尿病病人补钙十分必要。

牛奶的含钙量高,每100克中含钙104毫克,远远高于骨头汤和其他食物;牛奶中的乳糖对钙的吸收也有促进作用,钙的吸收率也比骨头汤高。骨头汤中含不少动物脂肪,多吃会使脂肪摄入过多。因此牛奶是糖尿病病人理想的补钙食品。

五、油脂类的误区

误区1:吃脂肪,人会发胖,糖尿病病人不能吃脂肪

肥胖的原因很多,有进食过多、运动过少,还有遗传因素等。当然多吃脂肪也是发胖的原因之一。

多吃脂肪会导致:① 热量过剩、体重增加而肥胖。② 血脂增高,血液里的脂质沉积在动脉壁上,形成动脉硬化,使血管变得狭窄。全身大血管硬化使血压升高,形成高血压病。心脏的血管硬化形成冠心病,如果心脏血管阻塞就会导致心肌梗死,脑血管硬化加阻塞导致脑梗死,如果脑血管破裂出血是脑溢血、脑卒中(中风),导致半身不遂或死亡。血液里的脂质沉积在肝脏形成脂肪肝。③ 使大肠癌和乳腺癌的发病率增加,胆囊炎和胆结石也会增多。④ 在体内会有一部分脂肪转变成葡萄糖,对控制糖尿病不利。⑤ 在糖代谢紊乱时,过多的脂肪会引起酮症酸中毒。

但脂肪是食物中产生热量最高的一种营养素,它和碳水化合物配合提供人体所需的热能,也能贮存过剩的热能;又是组织和细

胞的重要构成部分;提供人体必需的脂肪酸,还能携带脂溶性维生素,并帮助其吸收和贮存。所以,从理论上讲不能不吃脂肪。

饮食中脂肪主要是各种植物油及炼过的动物油脂肪,除此以外,大豆、花生、坚果等植物性食物和鱼、肉、乳类等动物性食物中也含脂肪。所以,在现实生活中一点儿脂肪也不吃是不可能的。

因此,糖尿病病人脂肪不能多吃,也不能不吃,以少吃为妙。在饮食中脂肪应保持一定比例,不超过总热量的30%。要减少脂类食物的量,如控制肉类(畜、蛋、禽、水产品)和乳类食物的量,少吃胆固醇高的食物,限制烹调用油的量。

■误区2:猪油炒菜香,我就喜欢用猪油烧菜

猪油是动物油中的一种;红花籽油、葵花籽油、豆油、菜籽油、芝麻油、胡麻油、花生油、玉米油、椰子油、芥菜油等是植物油。

植物油含不饱和脂肪酸较高,它在体内能帮助胆固醇运转,有降低血胆固醇、防止动脉硬化的作用。动物油除鱼油外,含饱和脂肪酸多,摄入过多会导致血清胆固醇增高,而引起动脉硬化。

植物油中还含较多的必需脂肪酸,如亚油酸、亚麻酸、花生四烯酸等。必需脂肪酸是人体生命活动所必需,机体不能自己制造,一定要从食物中摄取。它是细胞的重要构成物质,能影响细胞膜的功能、精子的生成、前列腺素的合成,还是脂类和胆固醇代谢中的重要因素,尤其在运转方面。动物油中必需脂肪酸的含量较少。

植物油比动物油好,烹调用油宜选植物油。糖尿病易并发高胆固醇血症,故糖尿病病人的烹调用油更应首选植物油。

■误区3:糖尿病病人要多吃蔬菜,烹调用油可相应增加

烹调蔬菜时需要较多的油,糖尿病病人多吃蔬菜,用油量如果不相应增加,蔬菜的味道就不好。但是油属脂类食物,即第Ⅴ类食物,富含脂肪。如果增加烹调用油,就使脂肪摄入增加,可导致肥胖、血脂升高、心脑血管疾病等。因此,烹调用油必须限制在20～30毫升,即2～3汤匙。选用适当的烹调方法尤为重要,应少用或

不用煎、炸,在可能范围内改用其他烹调方法,如蒸、煮和烩等方法,以减少烹调用油。

■误区4:瓜子、核桃、花生不是饭,多吃没关系

瓜子、核桃、花生等坚果和果仁,以前在人们的食物中所占比例不大。但随着生活水平的提高,休闲食品越来越丰富,会在看电视时多吃些瓜子、花生;随着人们重视营养、讲究食疗,可能每天吃核桃作为食补。它们虽然不是饭,但所含的脂肪量很高,脂肪摄入过多,危害亦多。而且这些植物性脂肪的不饱和脂肪酸含量多,不饱和脂肪酸虽可降低胆固醇和低密度脂蛋白,但不饱和脂肪酸的过氧化物是脂褐质,过多脂褐质的堆积与细胞衰老有关,容易使人衰老,故应控制。如吃3只核桃,就要减少1汤匙的烹调用油,同样如果吃1汤匙花生仁或2汤匙的葵花子,也应该相应减少1汤匙油。一个糖尿病病人每天烹调用油以2~3汤匙为宜,这2~3汤匙的油烧菜已很不够用了,再与核桃、瓜子等交换就更少了,所以建议尽量少吃核桃、瓜子、花生等。

六、蔬菜类的误区

■误区1:蔬菜类食物为生命活动提供的热量太少了,故可以少吃或不吃

蔬菜类食物提供的热量虽少,但供给机体生命活动必不可缺少的"三大素"——维生素、无机盐与微量元素以及纤维素。根据我国膳食结构的特点,机体所需的维生素 C 和维生素 A 几乎全部或绝大部分由蔬菜供给。蔬菜的叶、茎、花内含有丰富的维生素 C;各种绿、黄、红色蔬菜中的胡萝卜素、维生素 B_2、维生素 C 和叶酸等维生素含量超过浅色蔬菜和水果;蔬菜中还含较多钙、磷、钾、镁、铁等无机盐及微量元素,以及粗纤维、果胶等天然纤维素及天然抗氧化物。多吃蔬菜对增强抗病能力,预防心血管病和某些癌症等起着重要的作用。因此不能少吃,更不能不吃。

蔬菜还能促使人体更好地吸收其他食物中的蛋白质、脂肪和碳水化合物。同时进食蛋白质食物和蔬菜,胃中消化液的分泌比单吃蛋白质食物多得多。不吃蔬菜单吃动物性蛋白质食物时,蛋白质在肠内的吸收率为70%,加吃蔬菜则可增加到90%。

每天蔬菜摄入量至少1个食品交换份。

■**误区2:刀豆、辣椒、洋葱等蔬菜产热量少,可不计量**

总的来说,蔬菜类食物是以供给维生素、无机盐、微量元素以及纤维素为主,三大产热营养素的含量很低——不含脂肪,蛋白质含量极低,碳水化合物含量也很低,因此产热量少。蔬菜类食物根据碳水化合物含量的不同分成两类:一类含碳水化合物较少(<4%),另一类含量较高(≥4%)。刀豆、辣椒、洋葱等属后者,需计量食用,详见表5-5。

表5-5　各种蔬菜的含糖量

蔬菜名称	含糖量(克)		蔬菜名称	含糖量(克)		蔬菜名称	含糖量(克)	
	每100克	每1份		每100克	每1份		每100克	每1份
猴头菇	0.7	4.3	黄豆芽	3.0	5.5	四季豆	4.2	12.0
生 菜	1.3	8.0	马兰头	3.0	9.6	榨菜(咸)	4.4	12.1
鸡毛菜	1.3	6.1	荠 菜	3.0	8.9	南 瓜	4.5	16.4
小白菜	1.6	8.5	大白菜	3.1	11.8	大葱(鲜)	5.2	13.9
竹 笋	1.8	7.6	雪里蕻	3.1	10.3	刀 豆	5.3	12.1
冬 瓜	1.9	13.8	韭 菜	3.1	9.8	辣椒(小红椒)	5.7	14.3
蘑菇(鲜)	2.0	8.0	雪里蕻(咸)	3.3	10.6	扁 豆	6.1	13.2
绿豆芽	2.1	9.3	金针菇	3.3	10.2	蒜 苗	6.2	13.4
海带(浸)	2.1	12.0	菜 花	3.4	11.3	木 瓜	6.2	18.4
莴苣笋	2.2	12.6	荷兰豆	3.5	10.4	毛 豆	6.5	4.2
空心菜	2.2	8.8	菜 瓜	3.5	15.6	胡萝卜(红)	7.7	16.6
酱黄瓜(咸)	2.2	7.3	苦 瓜	3.5	14.7	洋 葱	8.1	16.6
黄 瓜	2.4	12.8	番 茄	3.5	14.7	萝卜干(咸)	11.2	14.9
芹 菜	2.5	14.3	豇 豆	3.5	9.2	蚕豆(鲜)	16.4	12.6
韭 芽	2.7	9.8	卷心菜	3.6	13.1	发芽豆	18.1	11.3
茼蒿菜	2.7	10.3	丝 瓜	3.6	14.4	豌豆(鲜)	18.2	13.9
金 瓜	2.7	15.4	茄 子	3.6	13.7	紫 菜	22.5	8.7
油 菜	2.7	9.4	辣椒(青尖椒)	3.7	12.9	大蒜头	26.5	16.8
豌豆苗	2.8	7.7	长豇豆	4.0	11.0	金针菜	27.2	10.9
菠 菜	2.8	9.3	萝 卜	4.0	16.0	香 菇	30.1	11.4
塌棵菜	2.8	9.0	茭 白	4.0	13.9	黑木耳	35.7	13.9
苋 菜	2.8	9.0	灯笼椒	4.0	14.5	银 耳	36.9	14.8

■误区 3：糖尿病病人的各种食物都要限量，绿叶蔬菜也不例外，每日不得超过 250 克（半斤）

多吃绿叶蔬菜能得到更多的维生素、无机盐、微量元素以及纤维素。绿叶蔬菜较非绿叶蔬菜含更多的维生素 C 和维生素 A，叶绿素与维生素 C 的含量呈平行关系，深绿色的新鲜蔬菜含维生素 C 量高，如苋菜、韭菜、油菜、莴苣叶等。绿叶蔬菜中还富有无机盐，如钙、铁等。多食蔬菜可获得较多的天然纤维素。番茄虽非绿色，但所含的维生素 C 和维生素 A 不少，含糖量 3.5%，产热量低，可把它按绿叶蔬菜计算。

绿叶蔬菜几乎不含脂肪，蛋白质含量极少，碳水化合物含量也少（在 4% 以下），各种绿叶蔬菜的含糖量见表 5-5。因绿叶蔬菜含产热营养素少，产热量少，体积大，每个食品交换份平均为 400 克（8 两）。

■误区 4：胡萝卜生吃或加醋凉拌，美味可口

俗话说"冬菜首推胡萝卜"，胡萝卜含丰富的营养。其胡萝卜素的含量很高，是萝卜的 207 倍，白菜的 17 倍。胡萝卜素中重要的是 β 胡萝卜素，它可分解成维生素 A。维生素 A 有重要的生理功能，与正常视觉、上皮细胞的形成、胆固醇代谢、骨骼形成和生殖等有密切的关系。胡萝卜素是脂溶性物质，溶解在油脂中，才能在小肠粘膜和肝脏内经胡萝卜素加氧酶的作用变成维生素 A，为人体吸收和利用。酸性物质会严重破坏胡萝卜素，如食物中含磷脂、维生素 E、维生素 C 或其他抗氧化剂时，胡萝卜素较为稳定。

如果生吃胡萝卜，则有 90% 的胡萝卜素与您"擦肩而过"；如加醋凉拌，胡萝卜素会被破坏。对糖尿病病人来说，胡萝卜是需计量的蔬菜，1 个交换份的胡萝卜是 225 克（4.5 两），若吃后得不到营养，岂不太可惜了吗？因此，胡萝卜应该用油炒或炖肉为好。

七、纤维素的误区

■误区 1：纤维素是"渣渣头"，吃"精品"、"精华"总比吃"渣渣头"好

俗称"渣渣头"的纤维素属不能消化吸收的多糖，也是碳水化合物中的成员。但人体消化道内没有分解纤维素的酶,只有直肠下段的微生物对它有一定的分解作用。它没有营养功能,也不提供热量。根据其理化性质,可分两种: ① 不溶性纤维,有粗纤维、半纤维素、木质素(木质素不属于多糖),存在于谷类、豆类的外皮,植物的根、茎、叶中; ② 可溶性纤维,为果胶样物质,如果胶、薄胶、树胶、豆胶、胍耳胶、燕麦麸等,在豆类、藻类及水果中含量较多。

纤维素对人体有以下的作用:

(1)降低餐后血糖:水溶性纤维素在肠内形成凝胶,使食物与消化液不能充分接触,延缓葡萄糖的吸收,从而降低餐后血糖,改善糖耐量和减少降糖药物的用量,故具有"低反应"或"缓慢反应"的特点。

(2)降血脂作用:纤维素既延缓葡萄糖的吸收,也延缓脂肪(胆固醇)的吸收;还可增加胆盐从粪便中排出,而减少血中胆固醇的含量。血中胆固醇在肝脏内分解成胆汁酸,它能帮助肠胃道中脂肪的消化,然后胆汁酸又被小肠重吸收,而再利用。水溶性纤维素中的果胶能吸收胆汁酸,并将其排出体外,胆汁酸就不能被重吸收而再利用,于是肝脏就得分解更多的胆固醇,以产生胆汁酸,这样就起到了降低体内胆固醇的作用。

(3)饱腹感:水溶性纤维素能维持较长时间的饱腹感,所以对肥胖者尤为适用。

(4)助消化:纤维素能增加咀嚼食物的时间,促进消化液分泌。

(5)防便秘:无论哪一种纤维素,均有良好的吸水性和扩大体积的特点。吸收与保留水分,使粪便软化和促进肠道蠕动,刺激肠壁产生便意,有利于通便,防止便秘。

(6)抗肠癌:纤维素能吸附和稀释致癌物质,并促进有害代谢产物较快排出,减少肠粘膜对致癌物质的吸收,尤其对减少结肠癌的发生很有利。

纤维素的这些作用都是所谓的"精品"、"精华"食物不具备的;但纤维素对钙、铁、锌等无机盐的吸收有不利影响,不宜过多摄入,以每日 30 克为宜。

误区 2:现在条件好,糖尿病病人饥饿时可吃些苏打饼干、牛肉干等,不用"糠菜充饥"了

"糠"(麦麸或米糠)和"菜"(野菜)能充饥是因为糠菜中含有较多的纤维素。以米糠为例,2 汤匙糠中含纤维素达 7 克之多。纤维素使人有饱腹感,还能助消化、防便秘、抗肠癌,对糖尿病病人还有降低餐后血糖、降脂作用。因此,"糠"与"菜"充饥,不无好处。但是,应把"糠菜充饥"之路拓宽,将糠菜扩展为富有纤维素的食物。建议采用以下新的食用方法。

(1)多食含纤维素高的粗粮、杂豆等。各种谷物中纤维素的含量见表 5-6。

1)把米糠加入粥、奶、汤或麦片中。

2)用荞麦、玉米、高粱米等含纤维素高的杂粮代替面粉、大米等细粮。

3)用黑米、红米代替白米。

4)用全麦面包、麸皮面包代替精白面包。

5)用扁豆、赤豆、绿豆等杂豆代替细粮,如 1 汤匙米可用 1 汤匙赤豆来代替。

(2)多食热量低、体积大的蔬菜,低热量即含糖量少,各种蔬菜的含糖量见表 5-5。体积大指纤维素含量高,各种蔬菜中纤维素的含量见表 5-7。

1)在两餐间进食生番茄、生菜丝、西芹条、青瓜片等。

2)少吃 25 克(0.5 两)饭改为 428 克(8.5 两)南瓜,南瓜含糖量仅 4.5%,产热量低,可作为充饥的副食品。有的地方称南瓜为饭瓜,意指南瓜可当饭耐饥。有人认为南瓜中含有胰岛素样成分,有降血糖作用。

3)多食苦瓜,苦瓜除含大量纤维素外,也具降糖作用。

4)多食海带、紫菜等海藻类食物。

(3)细嚼慢咽。

（4）某些水果如苹果、梨等连皮食用。

如果食用咸饼干或牛肉干，则增加的热量要从正餐中扣除，总热量应保持不变。

表5-6　谷物中纤维素的含量

谷物名称	纤维素含量（克）		谷物名称	纤维素含量（克）	
	每100克	每1份		每100克	每1份
花 卷	/	/	粉 丝	1.1	0.3
苏打饼干	/	/	藕	1.2	1.5
粉 皮	/	/	栗 子	1.2	0.3
面条（煮）	0.1	0.1	血糯米	1.4	0.4
米粥（粳米）	0.1	0.2	慈 菇	1.4	1.3
甘薯粉	0.1	0.03	小 米	1.6	0.4
藕 粉	0.1	0.02	甘薯（红心）	1.6	1.5
米饭（蒸）	0.2	0.2	百 合	1.7	0.9
挂 面	0.3	0.1	蚕豆（带皮）	2.5	0.7
切 面	0.4	0.1	烧饼（咸）	2.5	0.7
馄饨皮	0.4	0.1	玉米（鲜）	2.9	2.5
通心粉	0.4	0.1	莲 子	3.0	0.8
面包（咸）	0.5	0.2	黑 米	3.9	1.1
面 粉	0.6	0.2	高粱米	4.3	1.1
凉 粉	0.6	1.5	燕麦片	5.3	1.3
稻 米	0.7	0.2	玉米面（黄）	5.6	1.5
方便面	0.7	0.1	枣 干	6.2	2.1
马铃薯	0.7	0.8	玉米（黄）	6.4	1.7
山 药	0.8	1.3	绿 豆	6.4	1.8
年 糕	0.8	0.5	荞 麦	6.5	1.8
油 条	0.9	0.2	赤 豆	7.7	2.2
馒 头	1.0	0.4	豌 豆	10.4	3.0
芋 头	1.0	1.1	扁 豆	13.4	4.7
荸 荠	1.1	1.7	麸 皮	31.3	12.8

表 5-7　各种蔬菜中纤维素的含量

蔬菜名称	纤维素含量（克）		蔬菜名称	纤维素含量（克）		蔬菜名称	纤维素含量（克）	
	每100克	每1份		每100克	每1份		每100克	每1份
豌豆苗	－	－	菜花	1.2	4.0	竹笋	1.8	7.6
菜瓜	0.4	1.8	韭芽	1.2	4.4	蒜苗	1.8	3.9
黄瓜	0.5	2.7	茼蒿菜	1.2	4.6	茭白	1.9	6.6
番茄	0.5	2.1	酱黄瓜（咸）	1.2	4.0	扁豆	2.1	4.5
萝卜	0.6	2.4	发芽豆	1.3	0.8	辣椒（青尖椒）	2.1	7.3
大白菜	0.6	2.3	大葱（鲜）	1.3	3.5	雪里蕻（咸）	2.1	6.7
莴苣笋	0.6	3.4	茄子	1.3	5.0	榨菜（咸）	2.1	5.8
鸡毛菜	0.6	2.8	荷兰豆	1.4	4.1	蘑菇（鲜）	2.1	8.4
丝瓜	0.6	2.4	韭菜	1.4	4.3	苋菜	2.2	7.0
生菜	0.7	4.3	芹菜	1.4	8.0	豇豆	2.3	6.3
冬瓜	0.7	5.1	空心菜	1.4	5.6	金针菇	2.7	8.3
金瓜	0.7	4.0	塌棵菜	1.4	4.5	豌豆（鲜）	3.0	2.3
绿豆芽	0.8	3.6	苦瓜	1.4	5.9	蚕豆（鲜）	3.1	2.4
木瓜	0.8	2.4	灯笼椒	1.4	5.1	辣椒（小红椒）	3.2	8.0
南瓜	0.8	2.9	黄豆芽	1.5	2.7	萝卜干（咸）	3.4	4.5
洋葱	0.9	1.8	四季豆	1.5	4.3	毛豆	4.0	2.6
海带（浸）	0.9	5.1	马兰头	1.6	5.1	猴头菇	4.2	25.8
卷心菜	1.0	3.6	雪里蕻	1.6	5.3	金针菜	7.7	3.1
胡萝卜	1.1	2.4	菠菜	1.7	5.7	紫菜	21.6	8.3
大蒜头	1.1	0.7	荠菜	1.7	5.0	黑木耳	29.9	11.7
小白菜	1.1	5.9	刀豆	1.8	4.1	银耳	30.4	12.2
油菜	1.1	3.8	长豇豆	1.8	5.0	香菇	31.6	12.0

八、盐的误区

■误区 1：糖尿病病人限糖可以理解，但不必限盐

盐（食盐、氯化钠）是烹调必不可少的物质。其主要成分氯离子和钠离子是人体重要的无机盐，是构成机体组织和维持正常生命活动所必需。

钠的摄入量与高血压病的发病率呈正相关。过多的氯离子能增强唾液淀粉酶的活性，促进淀粉消化，由氯离子和氢离子构成的盐酸能激活胃蛋白酶原，因此盐能刺激食欲，增加饮食量。过多的盐还促进小肠吸收游离葡萄糖，使餐后血糖浓度增高。同时长期高钠饮食还能破坏胃粘膜的保护层，致癌物质易于侵入胃壁，胃癌发生的机会因而增加。因此，摄入盐过多不利于健康。

世界卫生组织建议每人每日食盐摄入量以不超过 6 克为宜。但我国居民食盐平均摄入量是世界卫生组织建议值的 2 倍以上。有人推荐一种简易估计方法：一个三口之家每月用盐 500 克（1斤），平均每日每人用盐 5 克，如再加上少量酱油，则每日 6 克。需要注意的是，一些面食中也含钠，如 250 克（半斤）馒头中所含的钠与 2 克食盐相当。味精中也含钠。如果用小汤匙量盐，1 小汤匙的盐相当于 6 克，与 6 小汤匙酱油的含盐量相当。

糖尿病合并高血压病，同时又有肾脏或心脏病变，应给低盐饮食，每日 <5 克，甚至每日 <3 克。市场上所售的食盐代用品，如"无盐酱油"或"代盐"，含较多的钾离子，也不能过量食用。

九、酒的误区

■误区 1：糖尿病病人饮酒而不吃食物，不会影响饮食治疗

首先谈谈有关酒的知识。

（1）酒的主要成分是酒精（乙醇），根据酒精含量分为高度酒（白酒）和低度酒（葡萄酒、啤酒和黄酒）。

（2）酒精不含任何营养素。

（3）酒精产热量高，比等量的蛋白质或碳水化合物产热量均高。所产生的热量经体表毛细血管散发，几乎不能利用。

（4）酒精能变成脂肪存积。

（5）孕妇饮酒，能通过胎盘影响胎儿。

健康人长期过量饮酒，酒精会损害肝脏，造成酒精性肝硬化；也会引起心肌病变，增加患高血压、脑卒中（中风）等危险；也可导致造血功能障碍、脑病变及多发性神经炎等。酒提供大量热量使人发胖，饮酒时增加饮食更容易肥胖；饮酒而不吃正餐，饮食不均衡导致营养不良。

对糖尿病病人来说，饮酒时食用碳水化合物食物，使血糖升高；若不吃食物，血葡萄糖减少，出现低血糖，血糖波动大会影响胰岛功能。饮酒者，其总热量常过多，故血糖水平不易控制，使饮食治疗复杂化，并难以实施，这是糖尿病病人饮酒最大的危害。

■误区2：糖尿病病人饮酒不影响药物治疗

酒精使胰岛素和部分口服降糖药在短时间内发挥过强的药效，药力过后，血糖便会过高。用胰岛素或服用较大剂量口服降糖药的病人，空腹饮酒容易出现低血糖。少数用磺脲类降糖药（甲磺丁脲、氯磺丙脲）的病人饮酒后易出现心慌、气短、恶心、出汗、口渴、面颊潮红，甚至血压下降、休克。这是因为降糖药抑制乙醇的中间代谢产物——乙醛的分解，血中乙醛浓度升高，出现上述症状。所以，注射胰岛素和服用降糖药的糖尿病病人最好不要饮酒。

十、三餐安排的误区

■误区1：早餐——上班途中买烧饼、油条，边走边吃；午餐——大食堂里随便吃；晚餐——在家多吃荤菜

烧饼、油条是干点心，以干点为早餐是不合适的。一夜睡眠消耗的水分应及时补充；早晨人体功能由抑制状态恢复到兴奋状态，消化功能弱，只吃干点不易消化。早餐应干稀食物搭配。再说，25克（半两）一根的油条含脂肪4.1克，而25克（半两）稀饭仅含脂肪0.2克，25克（半两）馒头含脂肪0.5克，如果每天吃油条，进食脂肪多，摄入热量也多，对糖尿病病人是不利的。

在食堂用午餐不能随便吃,应根据食品交换法,选择简单的食物,并根据交换份数确定食物的用量,少吃含油脂多的食物。

晚餐多吃荤菜,即多吃肉类食物会增加胃肠道负担,并使血脂升高。如果经常性的夜间血脂升高,因睡眠时血流速度减慢,血脂容易沉积在血管壁上,形成动脉粥样硬化。而糖尿病本身又易并发心血管病,故糖尿病病人晚餐更不能吃过多的肉类食物,应以清淡食物为主。

■误区2:糖尿病病人早饭应该吃得饱,可以比午饭、晚饭吃得更多

目前社会上针对某些人不吃早饭,提出早饭要吃得饱,可使整个一天的精力充沛,甚至可以比午饭、晚饭吃得更多些。但对糖尿病病人不合适。

因上午肝糖原分解旺盛,易发生早餐后高血糖,所以早餐应相对减少,故不主张三餐热量按 1/3:1/3:1/3 分配,而按 1/5:2/5:2/5 较为合适。如一天吃四餐,可按 1/7:2/7:2/7:2/7 分配。当然还要根据各人原来的饮食习惯来安排。当三餐分配比例形成规律后,不要随便更改,否则会扰乱代谢过程,使糖尿病不易控制。

■误区3:糖尿病病人少量多餐会越吃越胖

糖尿病病人少量多餐可以使每餐热量明显减少,既保证吸收,又降低餐后血糖的峰值,减轻胰岛的负担。加餐的时间和每餐碳水化合物的摄入量,对于只需饮食治疗的病人来说并不重要,但对注射胰岛素和服降糖药的糖尿病病人却很重要,不要使某一时间内含碳水化合物食物的量偏高或偏低,以防胰岛素或大剂量口服降糖药作用时血糖大幅度下降,引起低血糖反应。

加餐不等于加量,加餐饮食的摄入量要包括在全日总摄入量中。如果不按这个原则,随意加量,会增加热量,越吃越胖,而且加重胰岛负担,使血糖难以控制。

加餐方法:有的从午餐、晚餐中抽出一部分热量,安排夜宵;也有每餐给 2/7,另外 1/7 作夜宵;也有将每日总热量分配到三

餐、餐间点心和夜宵。安排夜宵对注射胰岛素者尤为重要。加餐的量可根据尿糖情况决定,加餐的食物一般是主食,如尿糖明显增多(＋＋＋～＋＋＋＋)者,可加一些含优质蛋白质的食物。如体力活动增加或实施运动疗法时,也要根据活动强度灵活加餐。

■误区4:糖尿病病人实施饮食计划就不能外出用膳

糖尿病病人应尽量避免外出用膳,餐馆的食物热量偏高,而在家中进餐既能感受家庭温暖,又有利于控制疾病。但当您学会食品交换法,熟悉自己的饮食治疗后,无论在餐厅或快餐店进食,都可按食品交换原则实行。必须注意以下几点:

(1)如果您在服用降糖药,应带上药品,在就餐前20～30分钟服用。

(2)外出用膳要坚持用食品交换法,记住常用食品的重量或随身携带食品交换转盘,需要时,可查找某些食品一个交换份的重量,进行交换。

(3)点菜时的选择及回避:① 主食方面应选择米饭、粥、蒸馒头、汤面,避免炒饭、炒面、油煎馒头等。餐后甜点可选择新鲜水果,避免高糖分的甜点及各类油炸点心。② 菜肴方面应选择饮食计划中列出的食物,最好选择简单的食物,少吃用糖渍、熏的菜肴和用肉糜拌的食物,不吃油炸的食品。宜选择蒸、煮、拌、炖等的烹调食物。③ 饮料,选择不含糖的矿泉水、苏打水或茶,忌甜饮料和高度酒。④ 避免使用含盐分及脂肪多的调味品,如色拉酱等。⑤ 应尽量选择新鲜及天然食物,如新鲜牛奶、天然果汁、新鲜蔬菜和生果。⑥ 应多选择清汤,避免浓汤和含脂肪多的汤。

(4)如果餐厅提供的食物量过多,应仍遵照饮食计划中规定的量进食,不要以不造成浪费为由而过量饮食。

十一、饮食与药物关系的误区

■误区1:糖尿病病人不定时进餐关系不大,只要注意药物治疗就可以了

有的糖尿病病人早上爱睡懒觉而不吃早餐,有的清晨锻炼身

体不吃早餐,有的因出差、开会而提前吃饭或推迟吃饭。误餐、漏餐可导致低血糖,而提前进餐可使血糖过高,血糖经常性不稳定会增加胰岛的负担,即使注意药物治疗也难使药物奏效。因为正常人吃饭以后,随着血糖的升高,体内胰岛素的分泌量也增加,所以血糖维持在正常范围内。对Ⅱ型糖尿病病人来说,以口服降糖药来促使胰岛素分泌,随着规则的用药,使胰岛素量相对固定,但不能像正常人那样随进食而增加胰岛素分泌。因此,口服降糖药的病人为了与固定分泌的胰岛素相适应,进食量应固定,进餐时间要有规律。对Ⅰ型糖尿病病人来说,本身不分泌胰岛素,靠外源性胰岛素来补充,因此,注射胰岛素后血中出现浓度高峰时,进食造成血糖的高峰也需同时出现;当胰岛素浓度降低时,血糖也应同时降低,形成同步变化。否则,胰岛素高峰时血糖不高,会出现严重低血糖反应;胰岛素浓度下降时却遇到血糖高峰,会出现严重高血糖。外源性补充胰岛素必须与定量定时饮食相适应,才能避免低血糖或高血糖。这就是说,Ⅰ型糖尿病病人必须遵守规定的进餐量和时间,保持规律性和稳定性,才能适应相对固定不变的外源性胰岛素的供给。

如果不能定时进餐,在该吃饭的时候吃一些面包、饼干等,可以防止发生低血糖。

■误区2:糖尿病病人血脂增高可通过饮食治疗来调节,不必服降脂药

饮食治疗是糖尿病综合治疗中最基本的措施之一,实际上,30%的成年糖尿病病人只需要通过饮食治疗,即可控制血糖,不必服降糖药。

糖尿病是一种代谢性疾病,糖代谢紊乱常伴脂代谢紊乱;糖尿病在老年人中的发病率更高,老年糖尿病病人的血脂异常常不易控制。以前把总胆固醇、甘油三酯增高称高脂血症,但血脂中除总胆固醇、甘油三酯是"坏的"外,低密度脂蛋白胆固醇(LDL)也是"坏的";而高密度脂蛋白胆固醇(HDL)是"好的"血脂,它的降低也是血脂异常。所以,称"血脂异常"比"高脂血症"更确切。控制血糖在一定程度上可改善血脂,但通过饮食控制、运动等综合治疗3~6个月后血脂仍不能达到理想水平时,必须服调脂药。

临床上供选用的调脂药分为 5 类:① 他汀类:能显著降低胆固醇(TC)、LDL,也可降低甘油三酯和轻度升高 HDL。制剂有洛伐他汀、辛伐他汀、普伐他汀等。② 贝特类:以降甘油三酯为主,对低高密度脂蛋白血症也有效。制剂有非诺贝特、苯扎贝特、吉非贝特等。③ 烟酸类:适用于高甘油三酯、低高密度脂蛋白或以胆固醇升高为主的混合型高脂血症。制剂有速释剂和缓释剂两种。④ 胆酸整合剂:可降低胆固醇和 LDL,升高 HDL。制剂有考来烯胺。⑤ 胆固醇吸收抑制剂:能降低 LDL。制剂有依折麦布。⑥ 其他调脂药:如普罗布考、n-3 脂肪酸等。

十二、饮食与运动关系的误区

▉误区 1:糖尿病病人因运动而加餐的量不应该额外增加

根据估算每日饮食摄入总热量的原则,体力活动强度增加时,总热量也相应增加,因此运动而加餐的量应该额外增加。而且运动增加体力消耗,糖尿病病人易发生低血糖,故应在运动前加餐,尤其对注射胰岛素的病人更应注意。若运动时间长,需在中间休息时加餐。加餐以碳水化合物为主,如饼干、面包等,或喝些牛奶等。加餐的量应根据运动强度、持续时间而定,并与医师商量是否需减少胰岛素的用量,以免体重增加。

▉误区 2:糖尿病病人的运动时间与进餐无关

糖尿病病人应重视运动时间与进餐的关系,如空腹运动,易发生低血糖;餐后立即运动,影响消化吸收,所以餐后 1~2 小时运动较为合适。每次运动持续时间以 20~30 分钟为宜,同时还应考虑运动强度、病情和体力。

十三、饮食与血糖、尿糖监测关系的误区

▉误区 1:尿糖可以作为所有糖尿病病人饮食调整的指标

首先要明确肾糖阈的概念。当血糖超过 8.9 mmol/L 时,尿中

就会出现糖,称为糖尿。这种出现糖尿的最低血糖水平称之为肾糖阈。但是糖尿病性肾病的病人和老年人,血糖超过 10 mmol/L,甚至更高,尿糖可以阴性,这是肾糖阈升高之故。血糖升高而尿糖阴性的现象与肾小球滤过率、动脉血浆葡萄糖浓度、肾小管重吸收葡萄糖的能力有关。相反,孕妇和肾性糖尿的病人,因肾糖阈降低,血糖正常时尿糖也会阳性。

因此,并不是所有糖尿病病人都可以尿糖作为饮食调整的指标,如上述糖尿病性肾病的病人、老年人、糖尿病孕妇、肾性糖尿的病人等,应根据血糖来调整饮食。

▓误区 2：实施饮食治疗或同时加服降糖药的病人自我监测时应作分段尿尿糖检查

尿糖检查的前提必须是肾糖阈正常者。分段尿尿糖检查一般采用"四段留尿法",即三餐后及夜间,适合于不稳定的胰岛素依赖型糖尿病病人。对单纯实施饮食治疗或同时加用口服降糖药的病人,一般不做分段尿尿糖检查,只做空腹及餐后 2 小时尿糖检查。有的轻型糖尿病病人清晨空腹及餐前血糖阴性,而餐后 2 小时尿糖常阳性。故进行自我监测,最好做三餐后 2 小时尿糖检查,记录采尿时间及尿糖检查结果。

▓误区 3：用饮食疗法或口服降糖药治疗的病人没必要使用血糖仪

用饮食治疗或口服降糖药治疗的病人认为没必要使用血糖仪的理由是：① 病情轻,不必经常验血糖,因此不要自己检查,可到医院抽血复查；② 血糖仪贵,一次性投资多,每次化验还得花费验血纸,总之费用比验尿糖高。

但是,使用血糖仪有以下好处：① 因糖尿病病人糖代谢紊乱,血糖会随着气候变化、饮食不当、运动、劳累、情绪等微小的变化而改变,需要经常自我监测血糖,血糖仪能帮助快速、简便地获得血糖变化信息,及时发现微小变化,以此作为调整饮食及其他治疗的可靠依据,有利于控制血糖。到医院化验血糖,虽然费用较少,但可能会遇到抽血困难；从挂号、就诊、化验到取报告,手续繁琐,花费时间,又不能及时取得报告作相应的调整,对控制血糖及健康不利。② 到医院抽血验得的血糖值常受挤车、排队候诊、抽血时的紧张等应激因素的影响,不同的应激因素对不同病人血糖的影响也不同,较难估计。而使用血糖仪测得的血糖值则不受上述应激因素的影响,能较准确、真实地反映当时的血糖。③ 血糖仪及血糖纸费用是高些,但应该看到,用血糖仪可省去每次挂号费、化验费。从长远来看,病情稳定可减少以后的医药费、住院费及误工费。④ 对肾糖阈改变的病人,尿糖不能反映血糖的变化,就一定要监测血糖。因此,血糖仪对自我监测血糖、调整饮食治疗是十分必要的。

■ **误区4:血糖仪操作困难,难掌握**

血糖仪的使用方法很简便,用针刺手指尖或耳垂,取一滴血,滴在验血纸上,用比色的半定量法即能读出血糖值。血糖仪有多种类型,验血所需的时间各有所不同,可按产品说明书使用,可较快学会。刺手指取血亦可用手指机代替针具,以减轻针刺手指的疼痛。病人开始使用阶段,血糖仪测得的血糖值应与静脉抽血的血糖值进行比较,反复多次,就可掌握操作技术。关于血糖值的问题,一般血糖仪测得外周血管的血糖值与静脉血测得的血糖值有较小的差异。

十四、特定人群的误区

■ **误区1:对儿童和青少年糖尿病病人的饮食治疗都要严格限制**

儿童和青少年病人正处在生长发育期,身高、体重和活动量皆不断增加,饮食不能过分限制。除上述根据标准体重计算需要的热量外,应增加生长发育所需的热量。一般与同年龄健康儿童摄取的总热量大致相同,但亦需避免超重和肥胖。计算方法有以下两种:

(1) 1 岁:每日供给 1 000 千卡热量。每增加 1 岁递增 100 千卡。直至发育期,可按下列公式计算:每日总热量 = 1 000 千卡 + (年龄 - 1) × 100 千卡。

（2）5 岁以下：每日每千克体重供给 70 千卡。

5～10 岁：每日每千克体重供给 60 千卡。

11～15 岁：每日每千克体重供给 50 千卡。

根据生长发育的特殊需要，可酌情增加蛋白质的量，按 2～3 克/千克(体重)计算或占总热量的 20%，脂肪 30%，碳水化合物 50%。婴儿蛋白质供给为 2～4 克/千克(体重)。

根据儿童和青少年的特点，饮食治疗应弹性化、理性化和多样化。弹性化即灵活性，可使儿童更配合治疗。理性化是让患儿懂得饮食结构的重要性，并提高对食物的认识，家长可自备磅秤让儿童称量计算。青少年出外进食机会较多，如会餐、郊游等，应理性地选择食物，少吃多餐。多样化是指根据食品交换法经常交换食品，调换食谱。

还有几点需要强调：① 应鼓励多进纤维素食物，但应注意，对食量小的儿童，过多的纤维素可能使其他食物减少；② 发育期间需多补钙质，最好多饮牛奶；③ 正餐必须有肉类食物；④ 餐次分配除三餐以外，还应有 2～3 次加餐；⑤ 注射胰岛素的患儿，碳水化合物的分配要小心，三餐及加餐的量要均匀，以控制血糖；⑥ 胰岛素在进餐前 30 分钟注射，尽量定时定量。

■误区 2：老年糖尿病病人的饮食治疗应严格

老年病人基础代谢率下降，活动量减少，加上肥胖者较多，所需热量少。对不用药物仅饮食治疗的病人每天可只吃三餐，增加正餐量。对注射胰岛素及口服降糖药的病人除三餐外应加餐，加餐的量包括在总热量中。如果老年人饭量大，可适当增加碳水化合物，使他们不易感到饥饿，但应严格限制脂类食物。应多吃含纤维素多的谷物、蔬菜，多饮水及多运动，以预防便秘。

■误区 3：糖尿病孕妇不要控制饮食，否则影响胎儿生长

糖尿病孕妇摄入总热量和营养素不足，可使胎儿生长发育迟缓，而摄入总热量过多、营养过剩、体重增长过快，对胎儿和孕妇也不利。因为摄入量过多，血糖过高刺激胎儿分泌大量胰岛素，后者加速胎儿生长，形成巨大儿，导致分娩困难，甚至胎死腹中；也可能

导致巨大儿出生时低血糖、呼吸困难;还可并发妊娠中毒症等。所以,糖尿病孕妇的饮食治疗意义重大。

饮食治疗应与体重的正常增长相适应。为便于掌握,将妊娠分为 3 期,每 3 个月为一期。第一期体重增长较慢,第二期体重增长 4~5 千克,第三期约 5 千克,体重总共增加 10 千克左右。为此,3 期的热量和营养素要求如下:

第一期:基本上与孕前相同。

第二期:总热量每日增加 200 千卡,蛋白质增加 15 克。

第三期:总热量每日可增加至 350 千卡,蛋白质增加 15~25 克。应多吃富含优质蛋白质的鱼、肉、蛋等肉类食物及含钙丰富的乳类食物,使每日钙摄入量增加至 1 500 毫克,多吃含铁丰富的红肉,使每日铁摄入量增加至 28 毫克,其他无机盐、纤维素、维生素等也都相应增加。

碳水化合物主食不应少于 300 克(6 两),应少量多餐,每日 5~6 餐,包括睡前加餐。注射胰岛素者更应加餐,防止发生酮症酸中毒。

总之,所有的糖尿病孕妇都需要饮食治疗:自妊娠第 4 个月起,应保证充足的热量,增加肉类和乳类食物的摄入,保证体重的正常增长。应勤查血糖,因妊娠期肾糖阈降低,尿糖常不能反映血糖水平的高低。

十五、心理、社会方面的误区

■误区 1:医生说糖尿病会并发心脏病、失明,不过是吓吓人的,我的几个朋友有糖尿病,还不是都好好的

■误区 2:反正糖尿病治不好,要终身控制饮食,一辈子吃不饱,做人太没意思了,还不如想吃什么吃了再说,听天由命

■误区 3:控制饮食就失去生活情趣

■误区 4:现在已七老八十了,也不知还能活多久,乘有生之年再享享口福吧,管它什么糖尿病

■误区 5:心情不好时就不控制饮食

■误区 6：开放饮食，心情愉快

■误区 7：挡不住食品的诱惑，悄悄地吃

■误区 8：配偶的爱心、子女的孝心，要我品尝美味食品，我不忍拒绝

■误区 9：逢年过节时多吃

■误区 10：社交活动多，我不能控制饮食，否则会影响工作和朋友间的友情

（1）对以上 10 个误区，归结起来有知识、心理和社会三方面的因素，因此可采用以下方法：

1）增长知识：多接受些健康教育，懂得糖尿病的致残、致死并发症的危害性，饮食治疗的重要性和方法技巧等，增强自我控制疾病的意识、提高自我管理疾病的能力，作自我行为矫正，实施健康行为。

2）自我心理调节：增强战胜疾病的信心，保持良好的心情，减少负性情感对饮食治疗的影响。尤其是刚开始饮食治疗，以往进食过多，一下子难以适应，更需要决心和时间。

3）争取家庭和社会的支持：家人和朋友懂得糖尿病知识后会提醒您执行饮食计划，有的家人还会与您一同食用您的糖尿病饮食，共同增添生活情趣。多参加社会活动，如糖尿病康复协会等群众团体的活动，既可增加知识，又可获得社会支持。

（2）具体方法有 3 种：

1）想象："思前"——想像或告诉自己已经吃过了；"想后"——想象如果多吃会使血糖升高和出现并发症等严重后果。

2）回避：自己想吃而不能吃的东西不买回家；远离引诱您的食物，您可外出访友等；干别的事情，如看电视、打扫房间等，忘记自己想吃的念头。

3）替代：是最重要的方法。学会食品交换法，把想吃的食品安排入饮食计划。根据每 1 份食品的重量及交换原则，结合自己的口味与爱好，配制多种多样的食谱，体会饮食的乐趣。

第六章

减少脂肪、糖、盐和酒的方法

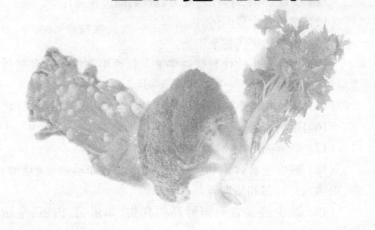

在走出误区的过程中,会遇到方法上的困难,尤其是少吃要比适量吃或多吃更困难。因此,本章还介绍了怎样少吃脂肪、糖、盐和酒的一些具体方法,使糖尿病病人能合理饮食,控制疾病,促进健康。

一、怎样减少脂肪摄入量

(1) 限制烹调油的用量。

(2) 改用较小容量的盛油器,以提高警觉、引起重视。

(3) 尽可能用蒸、煮等烹调方法,避免炸、煎。

(4) 尽量用微波炉烹调。

(5) 用文火炖肉时,用汤匙除去表面的油脂。最好能在冰箱里放置一夜,次日去除油脂更彻底、更方便。

(6) 肉类应尽量食用纯精肉,去除肥膘。

(7) 禽类去掉皮。

(8) 少吃午餐肉、回锅肉和炸鱼等罐头。

(9) 少吃腊肉、腊肠等腊味食物。

(10) 少去肯德基、麦当劳吃炸薯条、炸鸡。

(11) 少吃虾条、虾片、巧克力、蛋糕、馅饼和薯片等。

(12) 避免吃大量肉汤、鸡汤。

(13) 用脱脂奶代替全脂奶。

(14) 用软性牛油代替普通牛油。软性牛油中不饱和脂肪酸含量较多,容易涂抹,量少亦可涂满一块面包。

(15) 用植物性牛油(麦淇淋)代替动物性牛油(白脱油)。

(16) 用奶白蛋糕代替奶油蛋糕。

(17) 烹调油用植物油代替动物油。

(18) 减少进食含饱和脂肪酸多的食物,如动物油(猪油、牛油、鸡油)、色拉酱和猪肉等。

(19) 减少进食含胆固醇高的食物,如蛋黄、内脏、全脂牛奶等。

二、怎样减少用糖

（1）烹调时少用糖调味，可以甜味剂代替糖。

（2）饮奶茶、咖啡时不用糖，也不用（或少用）炼乳，用甜味剂。

（3）少吃糖果、巧克力、甜食、蛋糕、甜糕点和中式点心等。

（4）选择不加糖的果汁，但要注意分量。

（5）选择新鲜水果，避免含糖量高的罐头水果。

（6）尽量选择矿泉水、茶，不用含糖饮料。

三、怎样少吃盐

（1）限制烹调时的用盐量。

（2）用柠檬汁、醋、胡椒粉、芥末和香料等，以代替盐、酱油、蚝油、味精、乳腐和豆豉等。

（3）在饭店用膳时，不要动用餐桌上放置的盐、酱油。

（4）进食新鲜或冷冻没腌过的食物，少吃用盐腌制的肉类、蛋类和蔬菜类，如腊肉、腊肠、熏肉、香肠、香肚、火腿、猪肉脯、猪肉干、牛肉干、咸鱼、咸鸡、豉油鸡、咸蛋、松花蛋、雪里蕻咸菜、大头菜等。

（5）少吃罐头食品，如罐头肉、罐头鱼、罐头酱菜等。

（6）以清水代替矿泉水或苏打水。

（7）味精（谷氨酸钠）、小苏打（碳酸氢钠）和发酵粉均是膳食中钠的来源，应适量食用。

四、怎样控制饮酒

（1）尽量减少每次饮酒量，用小酒杯量酒，喝完后不再添加。

（2）尽量减少饮酒次数。

（3）酒内多加饮酒伴侣。

（4）以水、茶、黄瓜汁或番茄汁代酒。

（5）不要快饮，慢慢品尝。

第七章

饮食治疗中的辨证关系

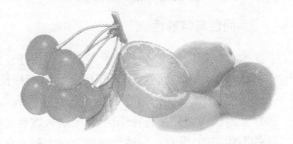

饮食治疗是糖尿病综合治疗中最基本的措施,下面谈谈其中的辩证关系。

营养过剩与营养不足

糖尿病的饮食治疗,又称医学营养疗法。其核心有二: ① 饮食的"量"——控制总热量; ② 饮食的"质"——达到全面营养的饮食结构。在糖尿病的发病因素中,社会经济的发展、生活水平的提高,导致糖尿病病人以惊人速度递增,这意味着"营养过剩"是糖尿病发生、发展的重要因素。20 世纪 20 年代前的糖尿病"饥饿疗法"和目前普遍存在的"糖尿病病人饭吃得越少越好"等饮食误区会导致"营养不足"。因此,糖尿病饮食治疗中要防止这两个极端,应该是合理饮食,均衡饮食。

饮食治疗与药物治疗

糖尿病的综合治疗包括饮食治疗、药物治疗、运动、血尿糖监测和糖尿病教育 5 项措施。药物治疗是其中重要的一项,但不能片面地只重视"灵丹妙药"的作用。饮食治疗、药物治疗必须与其他疗法结合起来,正确处理综合治疗中 5 项措施的主次、依从和"五位一体"的关系,才能控制糖尿病。

共同性与特殊性

所有的糖尿病病人都必须实施饮食治疗。这"所有"两字意味着饮食治疗的共同性,不管年龄、性别、病程长短、病情轻重、哪一种类型、用什么药物治疗……凡是糖尿病病人都必须实施饮食治疗。但饮食治疗又有特殊性,每个病人饮食治疗的"量"和"质"是各不相同的,没有一份适合于所有病人的饮食计划,任何人都不能借用别人的饮食计划。饮食计划应因人而异,充分体现个体化。

原则性与灵活性

糖尿病病人应严格执行饮食治疗。这"严格"两字意味着饮食治疗都是根据一定的原则制定的,要求每个病人最大限度地遵循这个原则。但有一定的灵活性或弹性,如病人对某一食物极感兴趣时,也可以吃一点,但必须是少量。又如一家人有说有笑团聚在一起品尝某种食物,如果一点也不让病人吃,病人想吃又不敢吃,心情不愉快,这种心理状态会使血糖升高,还不如让病人愉快地和大家一起尝一下、吃一点。在这种情况下可运用食品交换法,将病人喜爱的食物与其他食物交换后食用。

长期性与阶段性

糖尿病病人应终身坚持饮食治疗。这"终身"两字意味着饮食治疗的长期性,因糖尿病是终身性疾病。但不同阶段的病情不同,其治疗目标也不同,某一阶段的饮食只能保持相对稳定。因此,饮食治疗还应有阶段性。

生理治疗与心理治疗

健康不仅仅是不生病,而且是生理、心理和社会的良好状态。随着疾病谱的改变、医学模式和健康观念的转变,人们不仅关心生命的长短,而且更关心生命的质量。糖尿病病人能否保持良好的生理和心理状态,参与社会活动,提高生活质量,延年益寿呢?原上海医科大学"社区护理干预对糖尿病病人生活质量的影响"课题组以帮助病人自我参与为宗旨,对某社区 82 名糖尿病老年病人,通过健康教育,帮助病人实施以饮食治疗为基础的综合治疗,并通过心理治疗,帮助病人自我心理调节,寻求并利用最大的社会支持。经半年实践,使 91% 的病人血糖降低,全组生活质量提高,并获得 46% 的病人减药和住院天数减少的经济效益。糖尿病病人感到自己的生活"无糖亦甜",对生活充满了新的希望(详见附录3"无糖亦甜"佳语集)。该课题于 1996 年获上海市护理科技奖一等奖,于 1997 年获中华护理学会科技进步奖一等奖。因此,在治疗糖尿病病人身体疾病的同时要兼顾心理治疗,帮助病人增强自我控制疾病的意识,提高自我保健的能力,突出病人是主角,充分发挥病人"自我"的作用。只有病人的自我参与,才能使正确从医与自我保健相结合,行为矫正与心理调节相结合,才能促进身心健康。

◆附录1 关于体力劳动强度分级的参考标准

　　以下概括举例说明某些工作大概属于哪一级劳动。实际分级时，还应根据具体情况划分。

　　（1）极轻劳动：以坐着为主的工作，如办公室工作、组装和修理收音机与钟表等，业余可有一定的文体活动。

　　（2）轻体力劳动：以站着或少量走动为主的工作，如教师讲课、店员售货、一般实验室操作等。

　　（3）中等体力劳动：如学生的日常活动、机动车的驾驶、电工安装、金工切削等。

　　（4）重体力劳动：如非机械化农业劳动、炼钢、舞蹈、体育运动等。

　　（5）极重体力劳动：如非机械化的装卸、伐木、采矿、砸石等劳动。

◆附录2 食品库

(一) 食品库说明

1. **总库** 总库列出 6 类、267 种食物和 8 种调味品的 1 个食品交换份的重量及其营养素的含量。

(1) 重量：在"重量"栏内如果有两个数字，前一个数字表示从市上购来食物的重量，即包括不可食部分和可食部分，通俗地称"毛重"；后面一个数字，加上括号，表示去掉不可食部分之后，所剩余的可食部分的重量，通俗地称"净重"。

(2) 食部：指食物的可食部分，即净重除以毛重的百分比。

2. **分库**

(1) 为了便于查找常用食物，根据食物食用频度(相对而言)和搭配的需要，将总库分为 3 个分库：一级库(含最常用的 19 种食物)、二级库(含次常用的 68 种食物)和三级库(其余的 180 种食物)。

(2) 为了便于查找 1 个食品交换份的重量，各分库仅介绍食物的名称及其重量，使分库内容简明扼要。如需计算营养素含量则可到总库中查找。

(3) 为了便于记住 1 个食品交换份的重量，使枯燥的数据形象、直观，一级库的所有食物均附有图像，又称一级(图像)库(见插页 4~8)。

（二）总库

食分	物类	编号	食物名称	重量（克）	食部（%）	水分（克）	蛋白质（克）	脂肪（克）	碳水化合物（克）	库类
第Ⅰ类谷物类	谷类及其制品	1101	稻米（大米）	26	100	3.5	1.9	0.2	20.1	1
		1102	方便面	19	100	0.7	1.8	4.0	11.6	3
		1103	麸 皮	41	100	5.9	6.5	1.6	12.3	3
		1104	高粱米	26	100	2.6	2.7	0.8	18.1	3
		1105	挂面（精白粉）	26	100	3.3	2.5	0.2	19.6	3
		1106	黑 米	27	100	3.9	2.5	0.7	18.5	3
		1107	花 卷	41	100	19.0	2.7	0.4	18.9	3
		1108	馒 头	43	100	20.5	2.7	0.5	18.7	3
		1109	切面（富强粉）	32	100	9.2	2.9	0.3	18.8	3
		1110	馄饨皮	32	100	9.2	2.9	0.3	18.8	3
		1111	面条（煮，富强粉）	83	100	59.9	2.2	0.2	20.0	3
		1112	米饭（蒸，粳米）	77	100	54.3	2.0	0.2	20.0	3
		1113	米粥（粳米）	196	100	173.3	2.2	0.6	19.2	3
		1114	血糯米	26	100	3.6	2.2	0.4	19.3	3
		1115	荞 麦	28	100	3.6	2.6	0.6	18.5	3
		1116	通心粉	26	100	3.0	3.1	0	19.4	3
		1117	面粉（富强粉）	26	100	3.3	2.6	0.3	19.2	1
		1118	小 米	25	100	2.9	2.3	0.8	18.5	3
		1119	燕麦片	25	100	2.3	3.7	1.6	15.1	3
		1120	油 条	23	100	5.1	1.6	4.1	11.7	3
		1121	玉米（黄）	27	100	3.5	2.3	1.0	17.9	3
		1122	玉米（鲜）	185(85)	46	60.5	3.4	1.0	16.9	3
		1123	玉米面（黄）	26	100	3.2	2.1	0.9	18.4	3
	干豆制品	1201	扁豆（白）	35	100	6.8	6.7	0.5	14.8	3
		1202	蚕豆（带皮）	30	100	3.4	7.3	0.3	14.5	3
		1203	绿 豆	28	100	3.5	6.2	0.2	15.8	3
		1204	豌 豆	29	100	3.0	5.8	0.3	15.9	3
		1205	赤 豆	29	100	3.7	5.9	0.2	16.2	3

食物分类		编号	食物名称	重量（克）	食部（%）	水分（克）	蛋白质（克）	脂肪（克）	碳水化合物（克）	库类
第Ⅰ类谷物类	根茎类及其制品	1301	百　合	68(56)	82	31.5	1.8	0.1	20.6	3
		1302	荸　荠	196(153)	78	127.5	1.8	0.3	20.0	3
		1303	慈　菇	108(96)	89	70.5	4.4	0.2	17.7	3
		1304	甘薯（红心）	101(91)	90	66.7	1.0	0.2	21.0	3
		1305	甘薯粉	27	100	3.9	0.7	0.1	21.6	3
		1306	马铃薯	126(118)	94	94.5	2.4	0.2	19.5	2
		1307	藕	147(129)	88	103.5	2.4	0.3	19.5	2
		1308	山　药	194(161)	83	136.3	3.1	0.3	18.6	2
		1309	芋　头	136(114)	84	89.5	2.5	0.2	19.5	2
	干果类	1401	枣　干	43(34)	80	9.2	1.1	0.2	21.0	2
		1402	莲子（干）	26	100	2.5	4.5	0.5	16.8	2
		1403	栗子（干）	36(26)	73	3.5	1.4	0.4	20.1	2
	糕点	1501	苏打饼干	22	100	1.3	1.9	1.7	16.8	3
		1502	面包（咸）	33	100	11.2	3.0	1.3	16.6	3
		1503	年　糕	58	100	35.6	1.9	0.4	19.8	3
		1504	烧饼（咸）	28	100	7.5	3.2	2.7	13.1	3
	淀粉制品	1601	粉　皮	141	100	118.5	0.3	0.4	21.1	3
		1602	粉　丝	27	100	4.0	0.2	0.1	22.2	3
		1603	凉　粉	243	100	220.1	0.5	0.7	20.2	3
		1604	藕　粉	24	100	1.5	0	0	22.5	3
第Ⅱ类水果类	瓜类	2101	白　瓜	1 084(900)	83	865.8	8.1	0	15.3	3
		2102	哈密瓜	373(265)	71	240.9	1.3	0.3	20.4	3
		2103	西　瓜	449(265)	59	241.4	1.3	0	20.9	3
	鲜果类	2201	菠　萝	324(220)	68	194.0	1.1	0.2	20.9	3
		2202	草　莓	309(300)	97	273.9	3.0	0.6	18.0	2
		2203	橙	258(191)	74	167.4	1.5	0.4	20.1	3
		2204	芦　柑	271(209)	77	185.2	1.3	0.4	20.3	3
		2205	红　橘	288(225)	78	200.5	1.6	0.2	20.5	3
		2206	黄岩蜜橘	193(158)	82	135.2	1.9	0.3	19.7	3
		2207	李	275(250)	91	225.0	1.8	0.5	19.5	3
		2208	梨	375(281)	75	253.1	1.1	0.3	20.5	1
		2209	荔　枝	177(129)	73	105.3	1.2	0.3	20.7	3
		2210	芒　果	468(281)	60	254.8	1.7	0.6	19.7	3
		2211	柠　檬	389(257)	66	234.0	2.8	3.1	12.6	3

食物分类	物类	编号	食物名称	重量（克）	食部（%）	水分（克）	蛋白质（克）	脂肪（克）	碳水化合物（克）	库类
第Ⅱ类水果类	鲜果类	2212	枇杷	373(231)	62	206.1	1.8	0.5	19.6	3
		2213	苹果	228(173)	76	148.7	0.3	0.3	21.3	1
		2214	葡萄	243(209)	86	185.7	1.0	0.4	20.7	2
		2215	柿	146(127)	87	102.2	0.5	0.1	21.7	3
		2216	桃	219(188)	86	162.0	1.7	0.2	20.4	3
		2217	香蕉	168(99)	59	75.0	1.4	0.2	20.6	2
		2218	杏	275(250)	91	223.5	2.3	0.3	19.5	3
		2219	杨梅	391(321)	82	295.7	2.6	0.6	18.3	3
		2220	杨桃	352(310)	88	283.7	1.9	0.6	19.2	3
		2221	椰子	118(39)	33	202	1.6	4.7	10.4	3
		2222	柚	319(220)	69	195.4	1.8	0.4	20.0	3
		2223	鲜枣	85(74)	87	49.7	0.8	0.2	21.1	3
		2224	猕猴桃	194(161)	83	134.0	1.3	1.0	19.1	3
第Ⅲ类肉类	畜肉类	3101	香肠	16	100	3.0	3.8	6.4	1.8	2
		3102	叉烧肉	29	100	14.1	6.8	4.8	2.3	3
		3103	方腿	68	100	50.5	11.1	3.4	1.3	3
		3104	火腿	25	100	12.3	4.1	7.0	0	2
		3105	牛肉（肥瘦）	42	100	28.7	7.6	5.6	0	2
		3106	牛肉（腑肋）	65	100	48.8	12.1	3.5	0	3
		3107	牛肉（后腿）	82	100	62.9	16.2	1.6	0.1	3
		3108	牛肉（瘦）	75	100	56.8	15.2	1.7	0.9	1
		3109	兔肉	78	100	59.8	15.5	1.7	0.7	3
		3110	午餐肉	35	100	20.9	3.3	5.6	4.2	3
		3111	羊肉（肥瘦）	44(40)	90	27.0	7.7	5.7	0	3
		3112	羊肉（瘦）	76(68)	90	50.3	13.9	2.6	0.1	2
		3113	羊肉（后腿）	101(78)	77	61.8	12.2	3.1	0.7	3
		3114	猪大肠	42	100	31.3	2.9	7.8	0	3
		3115	猪大排	44(30)	68	17.8	5.5	6.2	0.5	1
		3116	猪肚	76(73)	96	56.9	11.1	3.7	0.5	2
		3117	猪肺	98(95)	97	79.1	11.6	3.7	0.1	3
		3118	猪肝	63(62)	99	43.8	12.0	2.2	3.1	2
		3119	猪肉（肥）	10	100	0.9	0.2	8.9	0	3
		3120	猪肉（肥瘦）	20	100	9.5	2.7	7.5	0.5	2

食物分类	物类	编号	食物名称	重量（克）	食部（%）	水分（克）	蛋白质（克）	脂肪（克）	碳水化合物（克）	库类
第Ⅲ类肉类	畜肉类	3121	猪肉（后臀尖）	25(24)	97	13.3	3.5	7.4	0	3
		3122	猪肉（后蹄髈）	34(25)	73	14.4	4.3	7.0	0	2
		3123	猪肉（里脊）	52	100	36.3	10.4	4.1	0.4	3
		3124	猪肉（肋条肉）	15(14)	96	4.8	1.3	8.3	0	3
		3125	猪肉（五花）	27(23)	85	13.0	1.8	8.1	0	3
		3126	猪肉（腿）	42	100	28.5	7.5	5.4	0.3	3
		3127	猪肉（瘦）	56	100	39.7	11.4	3.5	0.8	1
		3128	猪肉松	20	100	1.9	4.7	2.3	10.0	3
		3129	猪舌	36(34)	94	21.9	5.4	6.2	0.6	3
		3130	猪肾	89(83)	93	65.7	12.8	2.7	1.2	3
		3131	猪蹄爪尖	50(30)	60	17.5	6.8	6.0	0	2
		3132	猪蹄筋	51	100	32.0	18.1	2	0.3	2
		3133	猪小排	40(29)	72	16.7	4.8	6.6	0.2	2
		3134	猪心	69(67)	97	51.1	11.2	3.6	0.7	3
	禽肉类	3201	鹌鹑	126(73)	58	54.6	14.7	2.3	0.1	3
		3202	鸽	95(40)	42	26.5	6.6	5.7	0.7	3
		3203	鸡	73(48)	66	33.1	9.2	4.5	0.6	3
		3204	鸡（童母鸡）	47(31)	66	17.5	6.3	5.3	1.8	3
		3205	鸡（肉鸡）	28(21)	74	9.5	3.4	7.3	0.2	3
		3206	鸡翅	59(41)	69	27.0	7.2	4.9	1.9	1
		3207	鸡腿	64(44)	69	31.0	7.2	5.7	0	3
		3208	鸭	49(33)	68	21.3	5.2	6.6	0.1	2
		3209	鸭翅	82(55)	67	38.7	9.0	3.3	3.5	3
		3210	盐水鸭（熟）	32(26)	81	13.3	4.3	6.7	0.7	3
		3211	鸭肉（胸脯肉）	89	100	69.9	13.3	1.3	3.6	3
		3212	鸭肫	94(87)	93	67.7	15.6	1.1	1.8	3
		3213	炸鸡（肯德基）	41(29)	70	14.2	5.8	5.0	3.0	3
	蛋类	3301	鹌鹑蛋	58(50)	86	36.5	6.4	5.6	1.1	2
		3302	鸡蛋（白壳）	67(58)	87	43.9	7.4	5.2	0.9	3
		3303	鸡蛋（红壳）	58(51)	88	37.8	6.6	5.7	0.7	1
		3304	松花蛋（鸡）	54(45)	83	29.8	6.7	4.8	2.6	3
		3305	鸭蛋	51(44)	87	31.2	5.6	5.8	1.4	2
	鱼类	3401	白姑鱼	79(53)	67	31.1	10.2	4.4	0	3
		3402	鳊鱼	100(59)	59	43.3	10.8	3.7	0.7	3

食分类	物类	编号	食物名称	重量（克）	食部（%）	水分（克）	蛋白质（克）	脂肪（克）	碳水化合物（克）	库类
第Ⅲ类肉类	鱼类	3403	草鱼	122(71)	58	55.2	11.9	3.7	0	1
		3404	鲳鱼	80(56)	70	41.0	10.4	4.4	0	2
		3405	带鱼	83(63)	76	46.2	11.1	3.1	2.0	1
		3406	海鳗	99(66)	67	48.9	12.3	3.3	0.3	3
		3407	黄鳝（鳝鱼）	134(90)	67	70.1	16.2	1.3	1.1	3
		3408	黄鳝（鳝丝）	149(131)	88	111.7	20.2	1.0	0	2
		3409	鲫鱼	137(74)	54	55.9	12.7	2.0	2.8	2
		3410	鲢鱼	128(78)	61	61.0	14.0	2.8	0	3
		3411	鲤鱼	135(73)	54	56.3	12.9	3.0	0.4	3
		3412	泥鳅	138(83)	60	63.8	14.9	1.7	1.4	3
		3413	青鱼	110(69)	63	51.0	13.9	2.9	0.1	3
		3414	小黄鱼	129(81)	63	62.9	14.5	2.4	0.1	3
		3415	银鱼	67	100	51.2	11.6	3.8	0	3
		3416	鱼片干	26	100	5.3	12.2	0.9	5.8	3
		3417	鱼松	26	100	5.3	12.2	0.9	5.8	3
	软体动物类	3501	蚌肉	179(113)	63	91.0	16.9	1.0	0.9	3
		3502	淡菜（干）	23	100	3.5	10.8	2.1	4.5	3
		3503	淡菜（鲜）	204(100)	49	79.9	11.4	1.7	4.7	3
		3504	海蜇皮	242	100	185.5	9.0	0.7	9.2	3
		3505	海蜇头	108	100	74.6	6.5	0.3	12.8	3
		3506	蛤蜊	573(258)	45	234.8	15.0	1.0	2.8	3
		3507	墨鱼	142(98)	69	77.3	14.8	0.9	3.3	2
		3508	鲜贝	104	100	83.4	16.3	0.5	2.6	3
		3509	鱿鱼（水浸）	109(107)	98	86.8	19.5	0.9	0	3
	虾蟹类	3601	对虾	141(86)	61	65.8	16.0	0.7	2.4	3
		3602	海虾	198(101)	51	80.3	17.0	0.6	1.5	1
		3603	河虾	110(95)	86	74.4	15.6	2.3	0	3
		3604	基围虾	132(79)	60	59.6	14.4	1.1	3.1	3
		3605	明虾	165(94)	57	75.1	12.6	1.7	3.6	3
		3606	虾米	41	100	15.3	17.9	1.1	0	3
		3607	虾皮	52	100	22.2	16.1	1.2	1.3	2
		3608	河蟹	186(78)	42	58.9	13.6	2.0	1.8	3
		3609	青蟹	233(100)	43	79.8	14.6	1.6	1.7	3
		3610	梭子蟹	171(84)	49	65.3	13.4	2.6	0.8	2
		3611	甲鱼	97(68)	70	50.8	12.1	2.9	1.4	3

食分类	物类	编号	食物名称	重量（克）	食部（%）	水分（克）	蛋白质（克）	脂肪（克）	碳水化合物（克）	库类
第Ⅳ类豆乳类	谷类及其制品	4101	烤麸	66	100	45.4	13.5	0.2	6.0	3
		4102	水面筋	57	100	36.3	13.4	0.1	6.5	3
		4103	油面筋	16	100	1.2	4.4	4.1	6.4	3
	干豆类及其制品	4201	臭干	81	100	62.9	8.2	3.7	3.3	3
		4202	豆腐	99	100	81.8	8.0	3.7	3.8	3
		4203	内酯豆腐	163	100	145.6	8.2	3.1	4.7	1
		4204	南豆腐	140	100	123.4	8.7	3.5	3.4	3
		4205	北豆腐	82	100	65.3	10.0	3.9	1.2	3
		4206	豆腐干	57	100	37.3	9.3	2.1	6.1	3
		4207	香豆腐干	54	100	37.7	8.6	4.2	1.8	1
		4208	豆腐皮	20	100	3.2	8.7	3.4	3.6	2
		4209	腐乳	58	100	37.1	5.7	4.7	3.7	3
		4210	腐竹	17	100	1.4	7.8	3.8	3.7	3
		4211	黄豆（大豆）	22	100	2.3	7.8	3.6	4.1	2
		4212	百叶	31	100	16.0	7.5	4.9	1.4	2
		4213	素大肠	52	100	32.9	9.5	1.9	6.3	3
		4214	素火腿	38	100	20.9	7.2	5.0	1.5	3
		4215	素鸡	42	100	26.8	6.9	5.0	1.4	2
		4216	油豆腐	33	100	19.3	5.6	5.8	1.4	2
		4217	豆浆	615	100	593.2	11.1	4.3	0	2
		4218	豆浆粉	19	100	0.3	3.7	1.8	12.2	3
		4219	豆奶	267	100	250.7	6.4	4.0	0	3
	乳类及其制品	4301	奶酪	24	100	10.6	6.3	5.7	0.9	3
		4302	牛奶	148	100	133.0	4.4	4.7	5.0	1
		4303	牛奶粉（全脂）	17	100	0.4	3.4	3.5	8.7	1
		4304	酸奶	111	100	94.1	2.8	3.0	10.3	2
第Ⅴ类油脂类		5001	核桃（干）	30(13)	43	0.7	1.9	7.5	1.2	3
		5002	花生（生）	51(27)	53	13.0	3.2	6.8	1.4	3
		5003	花生仁（生）	14	100	1.0	3.6	6.3	2.3	3
		5004	葵花子（生）	26(13)	50	0.3	3.2	6.7	1.7	3
		5005	南瓜子（炒）	21(14)	68	0.6	5.0	6.4	0.5	3
		5006	山核桃（干）	54(13)	24	0.3	2.4	6.7	2.5	3

食物分类	物类	编号	食物名称	重量（克）	食部（%）	水分（克）	蛋白质（克）	脂肪（克）	碳水化合物（克）	库类
第Ⅴ类油脂类		5007	西瓜子（炒）	33(14)	43	0.6	4.6	6.3	1.4	3
		5008	杏 仁	16	100	0.9	3.8	7.0	0.5	3
		5009	豆 油	9	100	0	0	8.9	0	1
		5010	猪 油	9	100	0	0	8.9	0	1
		5011	黑芝麻	15	100	0.9	2.9	6.9	1.5	3
第Ⅵ类蔬菜类	鲜豆类	6101	扁 豆	237(216)	91	190.9	5.8	0.4	13.2	2
		6102	蚕豆（鲜）	248(77)	31	54.0	6.8	0.3	12.6	2
		6103	刀 豆	249(229)	92	203.4	7.1	0.5	12.1	1
		6104	发芽豆	76(63)	83	41.3	7.8	0.4	11.3	3
		6105	荷兰豆*	336(296)	88	272.3	7.4	0.9	10.4	3
		6106	黄豆芽*	182	100	161.5	8.2	2.9	5.5	2
		6107	豇 豆	285(276)	97	249.1	8.0	0.8	9.9	3
		6108	长豇豆	282(276)	98	250.5	7.4	0.6	11.0	2
		6109	绿豆芽*	444	100	420.4	9.3	0.4	9.3	2
		6110	毛 豆	123(65)	53	45.3	8.5	3.3	4.2	3
		6111	四季豆	298(286)	96	260.9	5.7	1.1	12.0	2
		6112	豌豆（鲜）	181(76)	42	53.5	5.6	0.2	13.9	2
		6113	豌豆苗*	282(276)	98	255.7	8.6	1.7	7.7	3
	根茎类	6201	胡萝卜	225(216)	96	192.9	2.2	0.4	16.6	2
		6202	萝 卜	426(400)	94	375.5	3.2	0.4	16.0	1
		6203	竹 笋*	668(421)	63	390.7	10.9	0.8	7.6	3
	嫩茎、叶、苔、花类	6301	大白菜*	414(381)	92	356.6	6.5	0.8	11.8	2
		6302	菠 菜*	374(333)	89	304.0	8.7	1.0	9.3	3
		6303	菜 花*	406(333)	82	308.0	7.0	0.7	11.3	3
		6304	洋 葱	228(205)	90	183.0	2.3	0.4	16.6	2
		6305	大葱（鲜）	326(267)	82	242.7	4.5	0.8	13.9	2
		6306	大蒜头	74(63)	85	42.3	2.9	0.1	16.8	3
		6307	茭 白	470(348)	74	320.7	4.2	0.7	13.9	2
		6308	金针菜	41(40)	98	16.2	7.8	0.6	10.9	3
		6309	韭 菜*	342(308)	90	282.5	7.4	1.2	9.8	3
		6310	韭 芽*	414(364)	88	338.9	8.4	0.7	9.8	3
		6311	马兰头*	320	100	292.5	7.7	1.3	9.6	3
		6312	荠 菜*	336(296)	88	268.4	8.6	1.2	8.9	3
		6313	芹 菜*	865(571)	66	538.3	4.6	0.6	14.3	2
		6314	生 菜*	654(615)	94	589.5	8.0	1.8	8.0	3

食分	物类	编号	食物名称	重量（克）	食部（%）	水分（克）	蛋白质（克）	脂肪（克）	碳水化合物（克）	库类
第Ⅵ类蔬菜类	嫩茎、叶、苔、花类	6315	蒜 苗	263(216)	82	192.2	4.5	0.9	13.4	2
		6316	茼蒿菜*	465(381)	82	354.3	7.2	1.1	10.3	3
		6317	空心菜*	526(400)	76	371.6	8.8	1.2	8.8	3
		6318	塌棵菜*	360(320)	89	293.8	8.3	1.3	9.0	3
		6319	莴苣笋*	921(571)	62	545.7	5.7	0.6	12.6	3
		6320	苋 菜*	432(320)	74	288.6	9.0	1.0	9.0	3
		6321	小白菜*	658(533)	81	504.0	8.0	1.6	8.5	3
		6322	雪里蕻*	354(333)	94	305.0	6.7	1.3	10.3	3
		6323	油 菜*	400(348)	87	323.1	6.3	1.7	9.4	3
		6324	卷心菜*	423(364)	86	338.9	5.5	0.7	13.1	2
		6325	鸡毛菜*	471	100	442.4	9.4	1.9	6.1	2
	瓜类	6401	菜 瓜*	505(444)	88	422.2	2.7	0.9	15.6	3
		6402	冬 瓜*	909(727)	80	702.5	2.9	1.5	13.8	2
		6403	黄 瓜*	579(533)	92	510.9	4.3	1.1	12.8	2
		6404	金 瓜*	696(571)	82	546.3	2.9	0.6	15.4	3
		6405	苦 瓜*	520(421)	81	393.3	4.2	0.4	14.7	3
		6406	木 瓜*	344(296)	86	273.2	1.2	0.3	18.4	3
		6407	南 瓜*	428(364)	85	340.0	2.5	0.4	16.4	2
		6408	丝 瓜*	482(400)	83	377.2	4.0	0.8	14.4	2
	茄果类	6501	灯笼椒	444(364)	82	338.2	3.6	0.7	14.5	2
		6502	番 茄*	434(421)	97	397.5	3.8	0.8	14.7	2
		6503	辣椒（小红椒）	313(250)	80	222.0	3.3	1.0	14.3	2
		6504	辣椒（青尖椒）*	414(348)	84	319.7	4.9	1.0	12.9	3
		6505	茄 子*	410(381)	93	355.8	4.2	0.8	13.7	2
	咸菜类	6601	酱黄瓜*	333	100	254.0	10.0	1.0	7.3	3
		6602	萝卜干	133	100	90.3	4.4	0.3	14.9	3
		6603	雪里蕻（腌）*	320	100	246.7	7.7	0.6	10.6	3
		6604	榨 菜	276	100	206.9	6.1	0.8	12.1	3
	菌藻类	6701	海带（浸）*	571	100	537.7	6.3	0.6	12.0	2
		6702	猴头菇*	615	100	568.0	12.3	1.2	4.3	3
		6703	金针菇*	308	100	277.5	7.4	1.2	10.2	3
		6704	蘑菇（鲜）*	404(400)	99	369.6	10.8	0.4	8.0	3
		6705	黑木耳	39	100	6.0	4.7	0.6	13.9	2
		6706	香菇（干）	40(38)	95	4.7	7.6	0.5	11.4	3
		6707	银 耳	42(40)	96	5.8	4.0	0.6	14.8	3
		6708	紫 菜	39	100	4.9	10.3	0.4	8.7	3

食 物分 类	编号	食物名称	重 量（克）	食部（%）	水 分（克）	蛋白质（克）	脂 肪（克）	碳水化合物（克）	库类
调味品	7001	酱 油	127	100	85.5	7.1	0.1	12.6	
	7002	甜面酱	59	100	31.7	3.2	0.4	15.9	
	7003	芝麻酱	13	100	0	2.5	0.8	2.2	
	7004	醋	258	100	233.8	5.4	0.8	12.6	
	7005	白砂糖	20	100	0	0	0	20.0	
	7006	蜂 蜜	25	100	5.5	0.1	0.5	18.8	
	7007	茶叶（红）	27	100	2.0	7.3	0.3	12.1	
	7008	茶叶（绿）	27	100	2.0	9.2	0.6	9.4	

注：第Ⅵ类蔬菜类食物名称中标有＊符号的为含糖量＜4％的蔬菜；50克＝1两；重量栏中括号内的数据为净重。

（三）一级（图像）库

第Ⅰ类谷物类

（1）稻米（大米） 26克（0.5两，2汤匙，见插页4）

（2）面粉 26克（0.5两，2汤匙，见插页4）

第Ⅱ类水果类

（3）梨 375克（7.5两；净重281克，5.5两，见插页4）

（4）苹果 228克（4.5两；净重173克，3.5两，见插页4）

第Ⅲ类肉类

（5）牛肉（瘦） 75克（1.5两，见插页5）

（6）猪大排 44克（1两；净重30克，0.5两，见插页5）

（7）猪肉（瘦） 56克（1两，见插页5）

（8）鸡翅 59克（1两；净重41克，1两，见插页5）

（9）鸡蛋（红壳） 58克（1两；净重51克，1两，见插页5）

（10）草鱼 122克（2.5两；净重71克，1.5两，见插页6）

（11）带鱼 83克（1.5两；净重63克，1.5两，见插页6）

（12）海虾 198克（4两；净重101克，2两，见插页6）

第Ⅳ类豆乳类

（13）内酯豆腐 163克（3两，2/5盒，见插页6）

（14）香豆腐干　54克（1两,2块,见插页6）

（15）牛奶　148克（3两,1/2瓶,见插页7）

（16）牛奶粉　17克（0.3两,1汤匙,见插页7）

第Ⅴ类油脂类

（17）豆油　9克（0.2两,1汤匙,见插页7）

第Ⅵ类蔬菜类

（18）刀豆　249克（5两;净重229克,4.5两,见插页8）

（19）萝卜　426克（8.5两;净重400克,8两,见插页8）

（20）含糖量<4%的蔬菜　500克（1斤）左右,包括黄豆芽、绿豆芽、大白菜、菠菜、韭菜、芹菜、小白菜、卷心菜、鸡毛菜、冬瓜、黄瓜、丝瓜、番茄、茄子、海带、蘑菇（鲜）等。详见二级库和三级库中有＊符号的蔬菜共40种（见插页8）。

（四）二级库

第Ⅰ类谷物类

（1）马铃薯　126克（2.5两;净重118克,2.5两）

（2）山药　194克（4两;净重161克,3两）

（3）芋头　136克（2.5两;净重114克,2.5两）

（4）枣干　43克（1两;净重34克,0.5两）

（5）粉丝　27克（0.5两）

第Ⅱ类水果类

（6）西瓜　449克（9两;净重265克,5.5两）

（7）草莓　309克（6两;净重300克,6两）

（8）橙　258克（5两;净重191克,4两）

（9）红橘　288克（6两;净重225克,4.5两,见插页4）

（10）葡萄　243克（5两;净重209克,4两）

（11）香蕉　168克（3.5两;净重99克,2两,见插页4）

第Ⅲ类肉类

畜肉类

（12）香肠　16克（0.3两）

（13）火腿　25克（0.5两）

（14）牛肉（肥瘦）　42克（1两）

（15）羊肉（瘦）　76克(1.5两;净重68克,1.5两)

（16）猪肚　76克(1.5两;净重73克,1.5两)

（17）猪肝　63克(1两;净重62克,1两)

（18）猪肉（肥瘦）　20克(0.4两,见插页5)

（19）猪后蹄髈　34克(0.5两;净重25克,0.5两)

（20）猪蹄爪尖　50克(1两;净重30克,0.5两)

（21）猪蹄筋　51克(1两)

（22）猪小排　40克(1两;净重29克,0.5两)

禽肉类

（23）鸭　49克(1两;净重33克,0.5两,见插页5)

（24）鸭肫　94克(2两;净重87克,1.5两,1只)

蛋类

（25）鹌鹑蛋　58克(1两;净重50克,1两,5只)

（26）鸭蛋　51克(1两;净重44克,1两,1只)

鱼类

（27）鲳鱼　80克(1.5两;净重56克,1两)

（28）鳝丝　149克(3两;净重131克,2.5两)

（29）鲫鱼　137克(2.5两;净重74克,1.5两)

软体动物类

（30）墨鱼　142克(3两;净重98克,2两)

虾蟹类

（31）虾皮　52克(1两)

（32）梭子蟹　171克(3.5两;净重84克,1.5两)

第Ⅳ类豆乳类

豆制品类

（33）豆腐皮　20克(0.4两)

（34）黄豆　22克(0.4两)

（35）百叶　31克(0.5两,见插页6)

（36）素鸡　42克(1两)

（37）油豆腐　33克(0.5两,见插页6)

（38）豆浆　615克(12.5两,1袋半)

（39）酸奶　111 克(2 两,1 方杯,见插页 7)

第Ⅵ类蔬菜类

鲜豆类

（40）扁豆　237 克(4.5 两;净重 216 克,4.5 两)

（41）黄豆芽*　182 克(3.5 两)

（42）长豇豆　282 克(5.5 两;净重 276 克,5.5 两)

（43）绿豆芽*　444 克(9 两)

（44）毛豆　123 克(2.5 两;净重 65 克,1.5 两)

（45）豌豆(鲜)　181 克(3.5 两;净重 76 克,1.5 两)

根茎类

（46）胡萝卜　225 克(4.5 两;净重 216 克,4.5 两)

嫩茎、叶、苔、花类

（47）大白菜*　414 克(8.5 两;净重 381 克,7.5 两)

（48）洋葱　228 克(4.5 两;净重 205 克,4 两)

（49）大葱(鲜)　326 克(6.5 两;净重 267 克,5.5 两)

（50）茭白　470 克(9.5 两;净重 348 克,7 两,见插页 8)

（51）韭菜*　342 克(7 两;净重 308 克,6 两)

（52）芹菜*　865 克(17.5 两;净重 571 克,11.5 两)

（53）蒜苗　263 克(5.5 两;净重 216 克,4.5 两)

（54）小白菜*　658 克(13 两;净重 533 克,10.5 两)

（55）卷心菜*　423 克(8.5 两;净重 364 克,7.5 两)

（56）鸡毛菜*　471 克(9.5 两)

瓜类

（57）冬瓜*　909 克(18 两;净重 727 克,14.5 两)

（58）黄瓜*　579 克(11.5 两;净重 533 克,10.5 两)

（59）南瓜　428 克(8.5 两;净重 364 克,7.5 两,见插页 8)

（60）丝瓜*　482 克(9.5 两;净重 400 克,8 两)

茄果类

（61）灯笼椒　444 克(9 两;净重 364 克,7.5 两)

（62）番茄*　434 克(8.5 两;净重 421 克,8.5 两)

（63）辣椒(小红椒)　313 克(6.5 两;净重 250 克,5 两)

（64）茄子* 410 克（8 两；净重 381 克，7.5 两）

菌藻类

（65）海带* 571 克（11.5 两）

（66）蘑菇（鲜）* 404 克（8 两；净重 400 克，8 两）

（67）黑木耳 39 克（1 两）

（68）香菇 40 克（1 两；净重 38 克，1 两）

（五）三级库

食物分类		食物名称	重量（克）	备注
第Ⅰ类谷物类	谷类及其制品	方便面	19	
		麸皮	41	
		高粱米	26	
		挂面（精白粉）	26	
		黑米	27	
		花卷	41	
		馒头	43	
		切面（富强粉）	32	
		馄饨皮	32	
		面条（煮，富强粉）	83	
		米饭（蒸，粳米）	77	
		米粥（粳米）	196	
		血糯米	26	
		荞麦	28	
		通心粉	26	
		小米	25	
		燕麦片	25	
		油条	23	
		玉米（黄）	27	
		玉米（鲜）	185（85）	
		玉米面（黄）	26	
	干豆制品	扁豆（白）	35	
		蚕豆（带皮）	30	
		绿豆	28	
		豌豆	29	
		赤豆	29	

食物分类		食物名称	重　量（克）	备　　注
第Ⅰ类谷物类	根茎类及其制品	百合	68	
		荸荠	196	
		慈菇	108	
		甘薯（红心）	101	
		甘薯粉	27	
		藕	147	
	干果类	枣干	43	
		莲子（干）	26	
		栗子（干）	36	
	糕点	苏打饼干	22	
		面包（咸）	33	
		年糕	58	
		烧饼（咸）	28	
	淀粉制品	粉皮	141	
		凉粉	243	
		藕粉	24	
第Ⅱ类水果类	瓜类	白瓜	1 084	
		哈密瓜	373	
	鲜果类	菠萝	324	
		芦柑	271	
		黄岩蜜橘	193	
		李	275	
		荔枝	177	
		芒果	468	
		柠檬	389	
		枇杷	373	
		柿子	146	
		桃	219	
		杏	275	
		杨梅	391	
		杨桃	352	
		椰子	118	
		柚	319	
		鲜枣	85	
		猕猴桃	194	

食物分类		食物名称	重 量（克）	备　注
第Ⅲ类肉类	畜肉类	叉烧肉	29	
		方腿	68	
		牛肉（腑肋）	65	
		牛肉（后腿）	82	
		兔肉	78	
		午餐肉	35	
		羊肉（肥瘦）	44	
		羊肉（后腿）	101	
		猪大肠	42	
		猪肺	98	
		猪肉（肥）	10	
		猪肉（后臀尖）	25	
		猪肉（里脊）	52	
		猪肉（肋条肉）	15	
		猪肉（五花）	27	
		猪肉（腿）	42	
		猪肉松	20	
		猪舌	36	
		猪肾	89	
		猪心	69	
	禽肉类	鹌鹑	126	
		鸽	95	
		鸡	73	
		鸡（童母鸡）	47	
		鸡（肉鸡）	28	
		鸡腿	64	
		鸭翅	82	
		盐水鸭（熟）	32	
		鸭肉（胸脯肉）	89	见插页5
		炸鸡（肯德基）	41	
	蛋类	鸡蛋（白壳）	67	见插页5
		松花蛋（鸡）	54	
	鱼类	白姑鱼	79	
		鳊鱼	100	
		海鳗	99	
		黄鳝（鳝鱼）	134	
		鲢鱼	128	

食物分类		食物名称	重量（克）	备　注
第Ⅲ类肉类	鱼类	鲤鱼	135	
		泥鳅	138	
		青鱼	110	
		小黄鱼	129	
		银鱼	67	
		鱼片干	26	
		鱼松	26	
	软体动物类	蚌肉	179	
		淡菜（干）	23	
		淡菜（鲜）	204	
		海蜇皮	242	
		海蜇头	108	
		蛤蜊	573	
		鲜贝	104	
		鱿鱼（水浸）	109	
	虾蟹类	对虾	141	
		河虾	110	见插页6
		基围虾	132	
		明虾	165	
		虾米	41	
		河蟹	186	
		青蟹	233	
		甲鱼	97	
第Ⅳ类豆乳类	谷类及其制品	烤麸	66	
		水面筋	57	
		油面筋	16	
	干豆类及其制品	臭干	81	
		豆腐	99	
		南豆腐	140	
		北豆腐	82	
		豆腐干	57	
		腐乳	58	
		腐竹	17	
		素大肠	52	
		素火腿	38	

食物分类		食物名称	重量(克)	备注
第Ⅳ类豆乳类		豆浆粉	19	
		豆奶	267	见插页7
	乳类其制品及	奶酪	24	
第Ⅴ类油脂类		核桃(干)	30	见插页7
		花生(生)	51	
		花生仁(生)	14	见插页7
		葵花子(生)	26	
		南瓜子(炒)	21	
		山核桃(干)	54	
		西瓜(炒)	33	见插页7
		杏仁	16	
		猪油	9	
		黑芝麻	15	
第Ⅵ类蔬菜类	鲜豆类	蚕豆(鲜)	248	
		发芽豆	76	
		荷兰豆*	336	
		豇豆*	285	
		四季豆	298	
		豌豆苗*	282	
	根茎类	竹笋*	668	
	嫩茎、叶、苔、花类	菠菜*	374	
		菜花*	406	
		大蒜头	74	
		金针菜	41	
		韭芽*	414	
		马兰头*	320	
		荠菜*	336	
		生菜*	654	
		茼蒿菜*	465	
		空心菜*	526	
		塌棵菜*	360	
		莴苣笋*	921	
		苋菜*	432	

食物分类		食物名称	重 量（克）	备　　　注
第Ⅵ类蔬菜类		雪里蕻*	354	
		油菜*	400	
	瓜类	菜瓜*	505	
		金瓜*	696	
		苦瓜*	520	
		木瓜	344	
	茄果类	辣椒（青尖椒）*	414	
	咸菜类	酱黄瓜*	333	
		萝卜干*	133	
		雪里蕻（腌）*	320	
		榨菜	276	
	菌藻类	猴头菇*	615	
		金针菇*	308	
		银耳	42	
		紫菜	39	

◆附录3 "无糖亦甜"佳语集

　　对糖尿病病友来说,每天的生活都是学习、适应和挑战,面对并发症,您也许曾经灰心和沮丧,不过,您更需要的是战胜它的勇气、信心和意志,而同路人的互相支持和鼓励更是积极面对糖尿病的"良方"。我们把能鼓励病友积极面对糖尿病和并发症的语句、经历和座右铭汇集成"无糖亦甜"佳语集,把病友的心声、"良方"让同路人共同分享。

　　(1)既来之,则安之。自得其乐,苦中作乐。战略上藐视,战术上重视。重在食疗,贵在锻炼。广开思路,吸收营养,多参加有益活动。

（王玉书）

　　(2)既来之,则安之。遵医嘱,不自弃。万事乐,人长寿。

（高曦鸣）

　　(3)节食、运动、长乐,为长寿的三大法宝。食物中的甜,不如生活中的甜。

（王韵秋）

　　(4)长寿虽然好,健康更重要。饮食严控制,活动不可少。药物来治疗,整日乐淘淘。

（乐溪影）

　　(5)服药要遵医嘱。与疾病斗争要持之以恒。

（朱伟民）

　　(6)对糖尿病要战略上藐视,战术上重视。心情要舒畅。控制饮食和坚持运动。要知足常乐,苦中作乐。

(张敬信)

(7) 饮食要当心,持之以恒。锻炼要坚持,要适度。不能吃零食。

(瞿惠华)

(8) 饮食要控制,大便要通畅。烦恼要抛开,身体要锻炼。

(朱 枫)

(9) 持之以恒,遵医节食,利于康复。糖尿病病人不能贪嘴,贪嘴必后悔。

(马 军)

(10) 牢记静心养身,食有道,乐益神的秘方良言。

(孙金妹)

(11) 糖尿病并不可怕,丧失战胜"它"的意志最可怕。按医嘱定时服药。生活规律化,按时起床、运动。按定量进食。还要有坚强的战胜糖尿病的信心。

(王碧英)

(12) 增强信心,科学调理,家庭和睦,乐于助人。

(杨学龙)

(13) 笑声给生活带来甜美,烦恼离它而去。快乐使身体无病,心灵无疾。饮食贵有节,运动贵有恒。别人生气我不气,气出病来无人替。

(唐妙珍)

(14) 通过学习,目标更明,信心更足。生活要小康,身体要健康。生活快乐幸福,身体健康长寿。

(黄巨范)

(15) 食有力,勤健身,静养心,战顽疾,增信心。

(李瑞泽)

(16) 糖尿病不可怕,可怕的是没决心节食。运动——人寿,锻炼——身轻。少年多食甜,年老多吃苦。

(陈胜荣)

(17) 饮食无糖,口感不甜。社会关怀,暖人心田。坚强、乐观、运动、少吃。

（杨良程）

（18）病缠身，不用愁。思想要重视，精神要放开，人生要乐观。

（黄金生）

（19）糖尿病不可怕，医盲无知最可怕。西瓜瓜瓢6两半，清蒸、白笃、凉拌菜，省下油来炒青菜，一月一斤正好吃。

（余　均）

（20）控制饮食，量力活动，坚持锻炼，不忘吃药。

（赵遥民）

（21）身有糖尿心中无，自我保健要记牢。控制饮食是基础，有效体锻不可少，降糖用药遵医嘱。快乐过日如常人，延年益寿儿孙欢。

（张开发）

（22）饭前一千步，饭后两百步，降低血糖。每天运动，最难是"恒心"。要提高生活质量，必须要有"恒心"。

（刘振康）

（23）糖尿病不可怕，怕的是失去个人治病的信心、意志。生命在于运动。

（金成娣）

（24）密切配合医生，加强自我护理。正确对待疾病，保持心情愉快。

（吴佩华）

（25）确病情，准服药。勤运动，不多食。

（黄汉生）

（26）人不仅要活着，而且要活得健康、舒心。无病防病，有病治病。糖尿病不可怕，有病自己治，三大要素要坚持。生活要规律，心情要舒畅，延年益寿有指望。

（姚伯利）

（27）学习班是大家庭，大家庭里学习认真，小家庭里生活开心。情绪开朗，血糖下降。血糖下降，身体健康。饮食有方向，康复前途亮。饮食控制遵医嘱,按时吃药莫推托,心情开朗常锻炼,百岁长寿真快乐。

(刘秀梅)

(28) 依靠自己(饮食控制、运动疗法),自我照顾(日常生活规律化、质量化),认识理论(学习防治护理知识),尊重医学(药物、监测遵医)。

(王兴亮)

(29) 糖尿病不用怕,饮食控制最重要,每天坚持练身体,治疗保健不可少,血糖监测记本上,医患合作加随访,情绪稳定精神好,乐观向上永健康。

(吴佩蓉)

(30) 自我投入,配合治疗;情绪稳定,乐观向上;知足常乐,有益健康;体健益寿,其乐无穷。

(黄启鸿)

(31) "安"在无畏、斗争(敢与病魔作斗争)、坚持、自信和有恒。丢掉"怕"字,甩开"愁"字,抓住"动"字,带有"乐"字。

(曹　刚)

(32) 运"气"养身,"动"则驱病,"静"则养心;以"思"导气,疏筋活络,以此保健。糖尿病六要:精神要乐观,饮食要控制,运动要持恒,血糖要常检,药物要适量,学习要坚持。

(王长兴)

(33) 脑不懒,心不烦,口不馋,动不止。

(沈克俊)

(34) 糖尿病在身,食疗加药疗,运动也重要,苦中尝斗乐,无糖心也甜。

(黄宣贞)

◆附录4　自我配制食谱记录

姓名_____　性别____　年龄____　身高____厘米　体重____千克

〔以上由病人填写〕

第一步　估算标准体重_____千克

　　　　体型:□正常　□超重或肥胖　□过轻或消瘦

第二步　估算总热量_____千卡

第三步　估算食物的份数　　　（总份数____份）

类别	第Ⅰ类谷物 （蓝色）	第Ⅱ类水果 （绿色）	第Ⅲ类肉类 （黄色）	第Ⅳ豆乳 （粉红色）	第Ⅴ类油脂 （紫色）	第Ⅵ蔬菜 （橘黄色）
份数						

每日饭量____两,三餐分配按⅕: ⅖: ⅖,　　　　烹调用油____汤匙
早餐____两,午餐____两,晚餐____两

〔以下由病人填写〕

第四步　选食物

配制食谱

日期	餐别	食　　　　　　　　物		
		类别	名称	重量(份数×每份重量)

113

血糖、尿糖监测_____

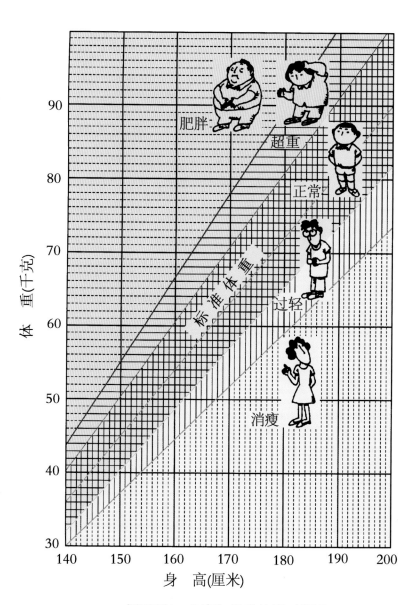

插页图1　身高与标准体重对照图

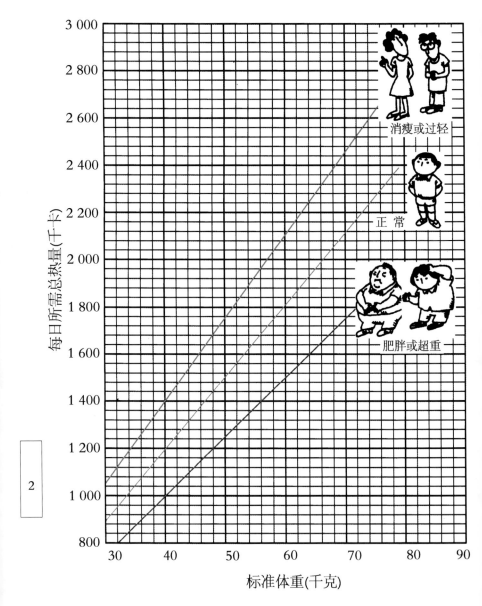

插页图2　标准体重与总热量对照图

![icon] **第三步　估算食品的份数**

表3-2　食品交换表

各类食物的交换份数

总热量(千卡)*	总份数	第I类 谷物	第II类 水果	第III类 肉类	第IV类 豆乳	第V类 油脂	第VI类 蔬菜
1 000	12	6	1	1	1.5	1.5	1
1 200	14	7	1	1	2	2	1
1 400	16.5	9	1	1.5	2	2	1
1 600	18.5	10	1	2	2	2.5	1
1 800	21	11	1	2	3	3	1
2 000	23.5	13	1	2.5	3	3	1
2 200	25.5	15	1	2.5	3	3	1
2 400	28	17	1	3	3	3	1
2 600	30	18	1	3.5	3	3.5	1
2 800	32.5	19	1	4	3.5	4	1

* 1千卡=4.184千焦耳

第四步　选食物

插页图3　食品图

以下各图均表示1份食物的重量，根据第三步估算的各类食物的份数，乘以所选择食物的1份重量，即为某食物的重量。根据食品交换原则，可配制不同食谱。

第Ⅰ类　谷物类

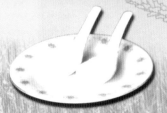 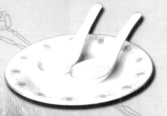

图Ⅰ-1　稻米0.5两（2汤匙）　　　　图Ⅰ-2　面粉0.5两（2汤匙）

同类食品：枣干1两，粟子1.5两，马铃薯2.5两，芋头2.5两，藕3两，山药4两（1两=50克）。

第Ⅱ类　水果类

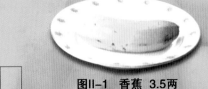 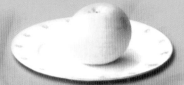

图Ⅱ-1　香蕉 3.5两　　　　　　　　图Ⅱ-2　苹果 4.5两

4

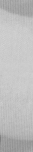 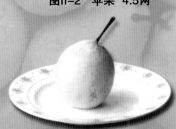

图Ⅱ-3　红橘 6两　　　　　　　　　图Ⅱ-4　梨 7.5两

同类食品：柿3两，猕猴桃4两，桃4.5两，橙5两，葡萄5两，芦柑5.5两，李5.5两，杏5.5两，草莓6两，柚6.5两，哈密瓜7.5两，枇杷7.5两，杨梅8两，西瓜9两，白瓜21.5两。

第 III 类　肉类(畜)

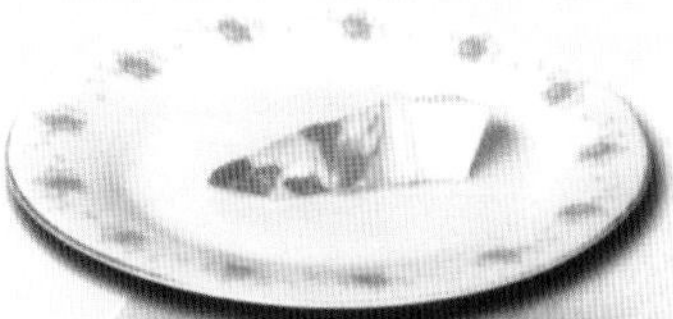

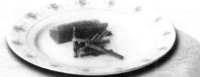

图III–1　猪肉(肥瘦)　0.5两

图III–2　猪肉(瘦)　1两

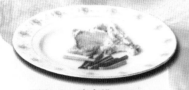

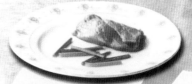

图III–3　猪大排　1两

图III–4　牛肉(瘦)　1.5两

同类食品：香肠0.3两，叉烧肉0.5两，火腿0.5两，蹄髈0.5两，猪蹄爪1两，猪蹄筋1两，猪小排1两，牛肉(肥瘦)1两，羊肉(肥瘦)1两，猪肚1.5两，猪肝1.5两，羊肉(瘦)1.5两，兔肉1.5两

第 III 类　肉类(禽、蛋)

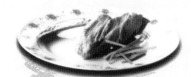

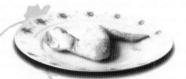

图III–5　鸭　1两

图III–6　鸡　1.5两

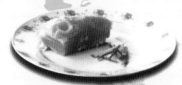

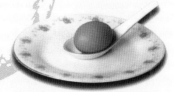

图III–7　鸭肉(胸脯肉)　2两

图III–8　鸡蛋　1两(1只)

同类食品：肉鸡0.5两，童母鸡1两，鸡翅1两，鸡腿1.5两，鸭翅1.5两，鸭肫2两，鸽2两，鹌鹑2.5两，鸭蛋1两，松花蛋1只，鹌鹑蛋5只。

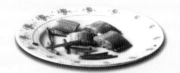

图III-9 带鱼 1.5两

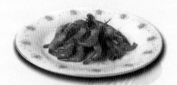

图III-10 河虾 2两

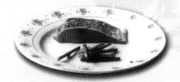

图III-11 草鱼 2.5两

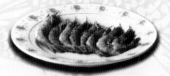

图III-12 海虾 4两

同类食品：鲳鱼1.5两，鳊鱼2两，青鱼2两，鱿鱼2两，甲鱼2两，
鳝鱼2.5两，鲫鱼2.5两，鲢鱼2.5两，小黄鱼2.5两，
基围虾2.5两，鳝丝3两，墨鱼3两，河蟹3.5两，
梭子蟹3.5两，青蟹4.5两。

第 IV 类 豆乳类(豆)

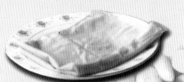

图IV-1 百叶 0.5两

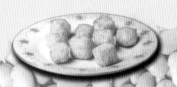

图IV-2 油豆腐 0.5两

6

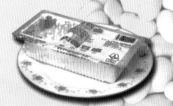

图IV-3 内酯豆腐 3两(2/5盒)

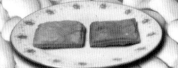

图IV-4 香豆腐干 1两(2块)

同类食品：油面筋0.3两，豆腐皮0.5两，黄豆0.5两，水面筋1两
豆腐干1两，素鸡1两，烤麸1.5两，臭干1.5两，
豆浆12.5两(1袋半)。